JN033332

わが子に贈る最高のギフト

子育ての基本 お口を育てよう！

日本矯正歯科学会認定医
林 亮助

歯学博士
中村武仁

現代書林

はじめに

「未来ある子どもたちに健やかな未来を届ける」

これが本書の目的です。

今まさに、自分や自分の大事な子どもたちの未来に、知らないうちに負担をかけてしまっているかもしれません。

しかし、この本を読み終えた頃には、「ちょっとした知識」があるだけで、わが子の未来を健やかに変えることができると前向きに思えてくることでしょう。

きっと大人になったわが子に感謝されます。

小さい頃からスポーツをやらせてもらった。英語を習わせてもらった。大人になると、そのように時間とお金をかけて経験をさせてくれた親心に感謝するものです。

そして、歯並びやかみ合わせをきちんとしてくれたこと。そのことには他のなによりにもまして感謝の気持ちをもってくれるはずです。

100歳時代に突入

1950年では60歳だった平均寿命は90歳に近づいています。今は定年を迎えてから30年、40年をどう過ごすかを考えなくて

はいけません。

　当然、誰かの助けを借りることなく、健康で長生きできることが大切です。

　そのためには歯がしっかり残っていて、おいしくものを食べて、家族や友達と接し、楽しく会話する。今、私たちが当たり前のようにやっていることを、長く維持できないといけません。

　しかし現状はそうではありません。高齢者の介護保険のデータによると、健康的な老後を過ごしている方は、日本ではごくわずかです。

　人は薬を飲んだり、入れ歯を外して洗ったり、病院に通院するといった日々のルーティーンが増えることで疲弊していきます。

　反対にルーティーンが少なくなれば、自分の好きなことをする時間が増えます。このことこそが老後の幸せにつながるのではないでしょうか。

人生における後悔とは

　高齢者の「人生でやっておけばよかったこと」のベスト3には必ず「歯の治療」がランクインしています。

　今の親御さん世代は、その後悔があるご両親に育てられているので、むし歯の治療や検診に通っていたでしょうから、そこ

まで歯には苦労していないかもしれません。

　しかし、私はそれでは遅いと考えています。

「歯の治療をしておけばよかった」という後悔を、「歯の治療をしないで済んでよかった」に変えたいのです。

　そのためには、早い段階で治療をしなくてもよいお口の環境づくりが大事になってきます。

　その環境とはよい歯並び、よいかみ合わせです。

本当の予防とは

　予防歯科という考え方はずいぶん広まってきました。むし歯や歯周病の管理はできていますが、それでも高齢者の残存歯数は先進国に比べてもまだまだ及びません。

　理由は歯並びやかみ合わせです。近年、歯並びやかみ合わせの悪いお子さんが増えていることがさまざまな調査から明らかになっています。

　歯並びやかみ合わせがよければ、むし歯や歯周病になりづらいですし、なった後も悪くなりにくいのです。

　当院にも、「なぜうちの子は歯並びが悪くなってしまったのでしょう」と相談にみえる親御さんや、自ら歯を失ってしまって困っている患者さんが多くいらっしゃいます。

　私はこのような話を聞くたびにもっと早い段階でこの子た

ち、この方々を診てあげる機会があったらと思うのです。

　歯を失ってしまっている人のほとんどは元々の歯並びが悪い方です。

　多くの子どもたちが悪い歯並びになりかけている、もしくはもうなってしまっている。ではなぜ歯並びが悪くなるのでしょうか？

　多くの親御さんは、歯並びは遺伝で決まっていると考えているようですが、実は大きな誤解です。

　そのほとんどは乳幼児期から正しいお口の習慣を教えてあげることで予防できます。

　この本には、正しくお子さんのお口の習慣をつけ、お口を健やかに成長させるために親御さんに知ってほしいこと、そして今日からご家庭で実践できる方法を紹介しています。

　親御さんがこれから取り組むお口の育成は、生涯にわたり「お子さんへのギフト」になります。

　そのことを信じてどうぞ前向きに、そしてお子さんとの関わりを楽しみながら、本書を読み進めていただければ幸いです。

　まずはPart1の「未来から来た3人の使者」というショートストーリーをご覧ください。

　2021年7月

　　　　　　　　　　　歯学博士　中村武仁

CONTENTS

● Part ●

10 　口元でなぜ幸せになれるのでしょう

- Part -
11　子どもたちのお口を守るために
　　　　歯科医師ができること

- Part -
12　お口を育てる矯正治療

未来から来た3人の使者

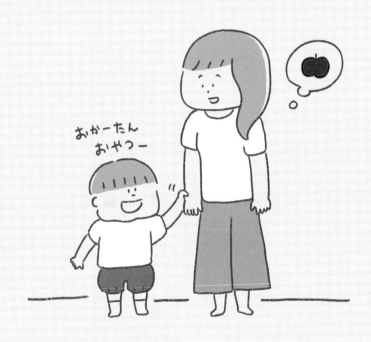

3才の ボクちゃん は リンゴ が 大好き

生えそろった歯で力強く丸かじり！

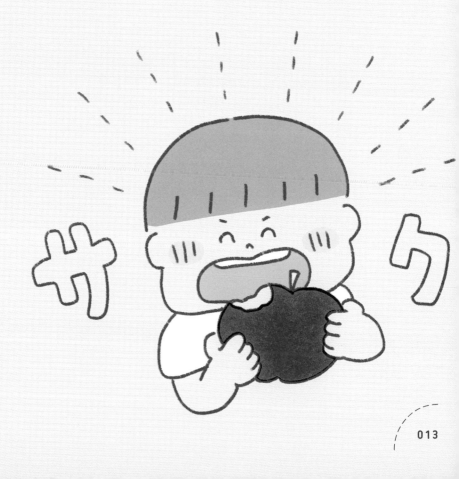

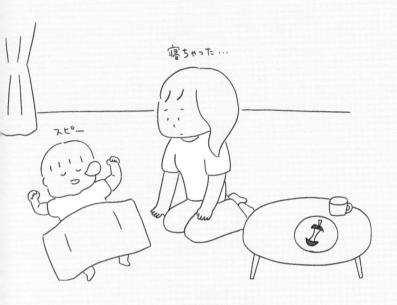

私はこの子の将来のために
なにをしてあげられるのかな…

1日目。
バスで困っていると
1人の男の子が助けてくれた

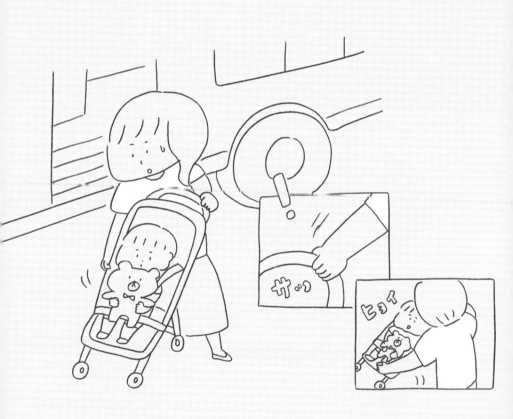

リンゴのTシャツを着たその子は
憧れのA高校の生徒さんだった

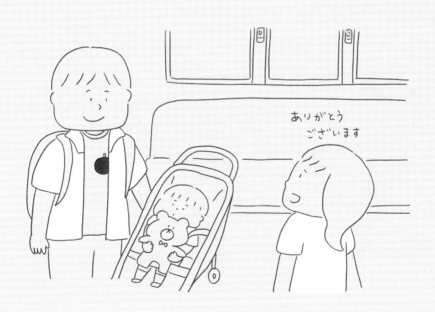

そのクマ、なっかしいなー!

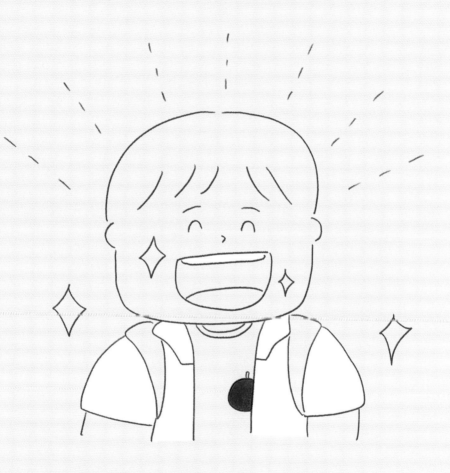

爽やかな口元が印象的な彼はなぜか
カンタのクマのぬいぐるみのことを知っていた

知り合いだっけ…？

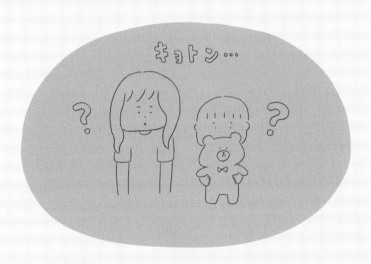

2日目。
カンタと近所のカフェにいると、
昨日の高校生に似ている
男の子を見かけた

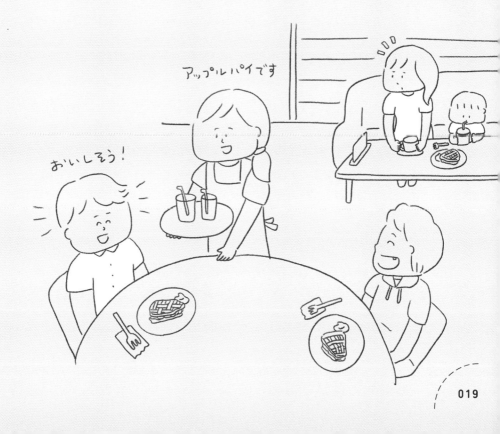

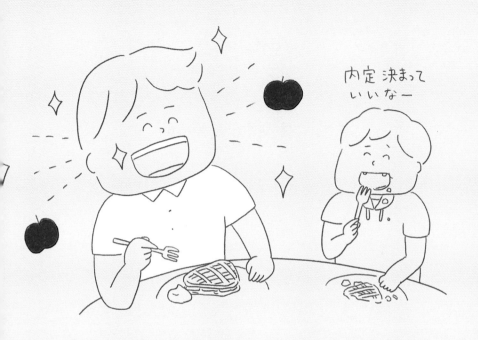

アップルパイを食べながら
友達と楽しそうに話している。
大学生かな?

カンタもあんな風に
育ってくれるといいな、
なんてね

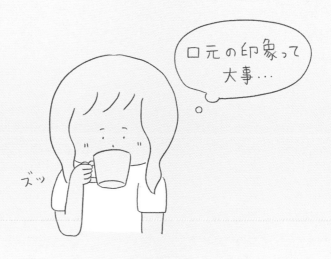

その子のきれいな歯並びに思わず
見惚れてしまった

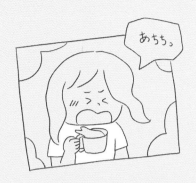

ほら、猫舌なんだから
気をつけて

知り合いだっけ…?

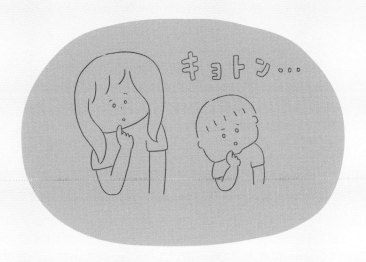

3日目。
今日はカンタの誕生日。
大好きなリンゴを買いに
スーパーのフルーツコーナーへ

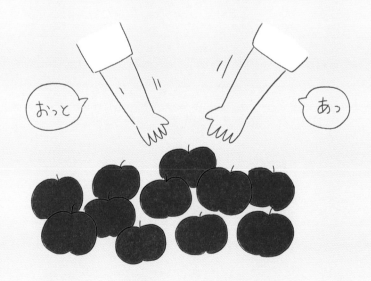

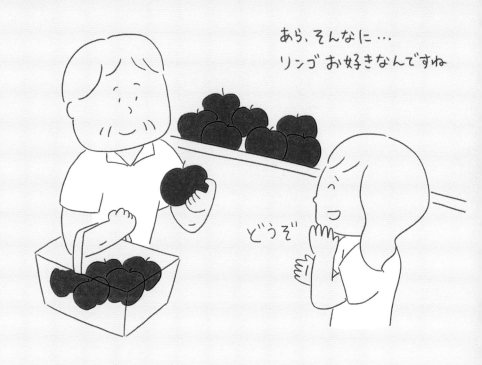

あら、そんなに…
リンゴ お好きなんですね

どうぞ

そこで籠にリンゴをたくさん入れている
スラっとした元気そうな
おじいさんに出会った

小さい頃からリンゴが大好きでね
今でも丸かじりするんですよ

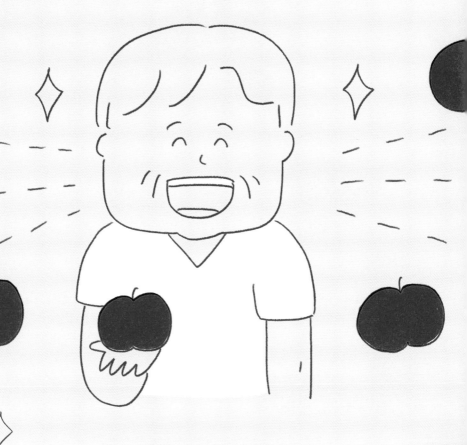

おじいさんはにっこり笑って
これまでのことを話してくれた

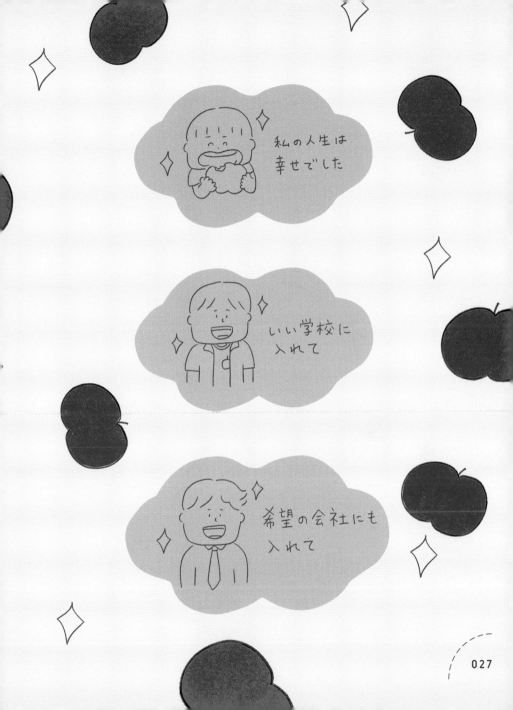

大きな病気にもかからず今日で80才です
「最高のギフトをありがとう」

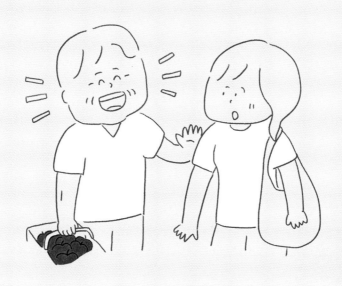

そう言っておじいさんは
またニカッと笑った。
白くてきれいな歯並びが若々しい。
その顔はカンタにそっくりだった…!

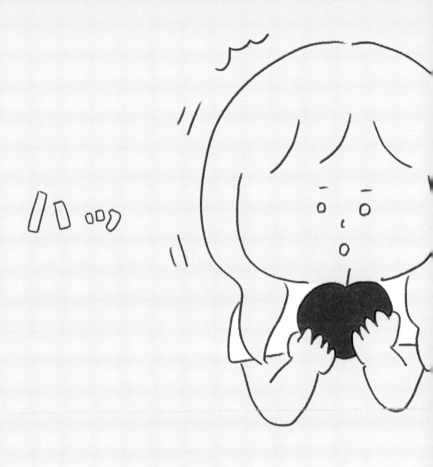

そのとき、私はこの3日間に出会った
彼らの共通点が
「リンゴ」と「きれいな歯」
ということに気がついたんだ

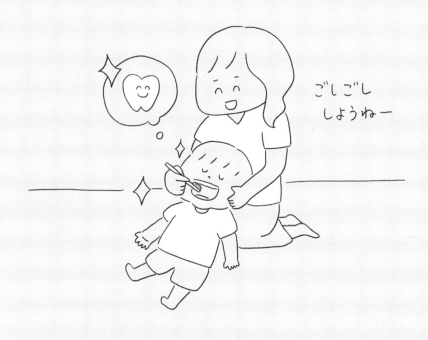

なんだか未来から
3人のカンタがやってきて、
私に大切なことを
教えてくれた気がした。
さあ、今日も歯みがきがんばろう!

お口の成長、お子さんは大丈夫ですか？

お口の問題に気づくための10のチェックポイント

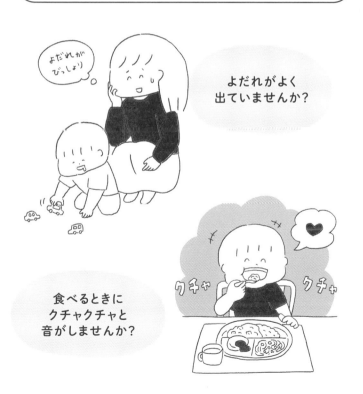

よだれが
びっしょり。

よだれがよく
出ていませんか？

食べるときに
クチャクチャと
音がしませんか？

クチャ

クチャ

お肉などの
歯ごたえのあるものが
かみ切れないことが
ありませんか?

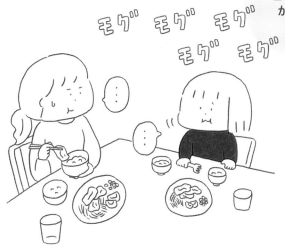

早食い、または
いつまでもだらだらと
食べていませんか?

お茶やお水で
流し込んで
いませんか?

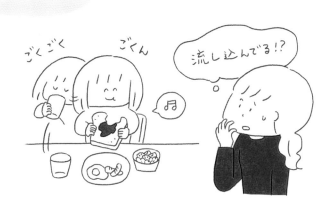

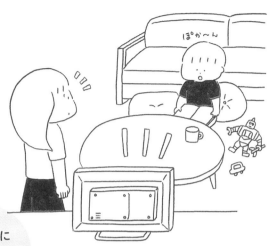

テレビを見ているときに
お口がぽかんと
開いていませんか?

いつも唇が
乾いていませんか?

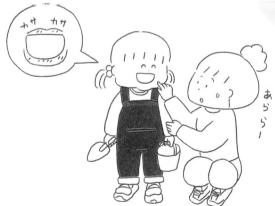

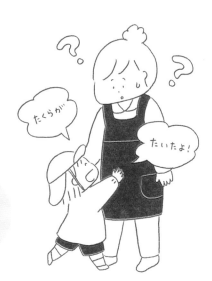

幼児言葉が残っていたり、
聞き取りづらい
発音や発声がありませんか?

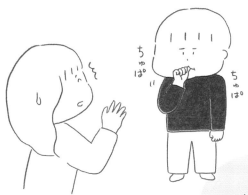

口に何かを入れる
くせがありませんか?

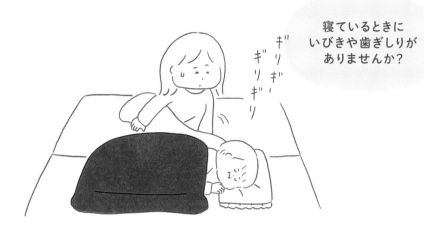

寝ているときに
いびきや歯ぎしりが
ありませんか？

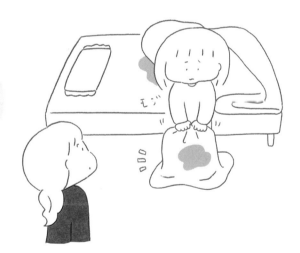

夜尿症が
ありませんか？

1つでもあてはまったら、お口の機能に
問題がある可能性があります

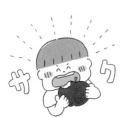

3

お口の力が育たない
お子さんが増えています

口腔機能発達不全症を知っていますか？

　お口の機能に問題のあるお子さんが増えています。子どもを診療する歯科医師の多くが、このことを実感しています。

　Part2で紹介したイラストは最近のお子さんに増加している代表的なお口の機能の問題です。

　そして、このような**お口の機能の問題をもつ子どもたちの多くに、歯並びの問題が生じている**ことがわかってきました。

　お口の機能に問題があると、あごの成長がさまたげられ、歯並びの問題が発現してしまいます。

　この原因を解明するために、お口の機能やあごの成長に関するさまざまな研究が行われています。

　その中で、お口の機能の問題を低年齢のうちに改善していくことがお口の健康はもちろん、歯並びやかみ合わせ、身体の健

康、コミュニケーションなどによい効果をもたらすことがわかってきました。

そこで、子どもたちのお口の機能の問題を早期に見つけて、予防・治療していこうという目的から、2018年に「口腔機能発達不全症」という病名が保険収載されました。

口腔機能発達不全症は15歳未満のお子さんで、原因となる病気や障害がないにもかかわらず、「呼吸する」「食べる」「話す」機能が十分に発達していない状態をいいます。

具体的な診断基準は省きますが、「口腔機能発達不全症」と診断がついた場合は歯科医師での治療が必要となる可能性があります（お口のトレーニングやマウスピースを使用した治療が主体となります）。

一方で、口腔機能発達不全症の手前であれば、その多くはご家庭での生活習慣によって改善が可能です。

ですから、お子さんの様子がPart2で1つでもあてはまった場合は、Part9でご紹介する、ご家庭でできるお口の機能を高めるトレーニングを実施してください。また、歯医医院（できれば子どもの治療を主体とする）に行き、口腔機能発達不全症の有無を診断してもらうといいでしょう。

生涯にわたって大切なお口の機能

　私たちが呼吸をしたり、食べたり、飲んだりする行為は生き物として、とても自然なことです。

　その証拠に、誰もが意識せずにお口を動かしています。

・お口を閉じて、お鼻で呼吸する
・お口を閉じて咀嚼し、正しく飲み込む

　とても当たり前のお口の機能なので、このことを意識する人はほとんどいないと思います。

　実はこれらの、本来当たり前の機能が、正しくできない子どもたちが増加しています。

　いつもうっすらお口を開けて、口呼吸してしまう。上手にかむこと、飲み込むことができていない。**そして、ほとんどの親御さんがこのことに気づいていません。**

　それは、やわらかいことが推奨される食環境、幼少期からの極端な軟食化、アレルギー疾患の増加、そしてお口周りの筋肉を活発に動かさずに発音する日本語特有の発音など、子どもたちを取り巻くさまざまな要因がこの問題に関わっていると考えられます。

例えば、フランスでは幼い頃からフランスパンのような硬いものを当たり前に食べます。

しかし、日本では硬い食べ物を避ける傾向にあり、やわらかいものほどおいしいとする嗜好が極端です。

硬いものを食べることに慣れていないお子さんが多く、フランスパンのような硬い食べ物を食べただけで、あごを痛めてしまうことがあります。

しかしながら、硬く、歯ごたえのあるものを苦手とする原因は単に小さい頃からやわらかいものばかり食べてきたからだけではありません。

「離乳食の与え方」「おっぱいやおしゃぶりの与え方」「指しゃぶりなどの悪いくせ」が影響しています。

ここからは私たちの医院を訪れる子どもたちに多く見られる「呼吸」「食べ方」「発音」の問題、さらに子どもたちで増加している「歯ぎしり」「食いしばり」についてお話ししていきます。

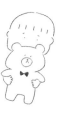

「お口ぽかん」に気づいていますか?

口呼吸に気づくためには

テレビを見たり、なにかに集中しているときにお口が開き、「お口ぽかん」の表情になっている子どもたちを多く見かけます。

これは「口呼吸をしている」ということです。

口呼吸は多くのデメリットがあるので、その有無を注意深く見てほしいと思います。

最近の幼稚園児の調査では、口呼吸の子どもたちは35%に及びました。さらに12歳になると40%以上に増加することが報告されています。

参考資料 『小児歯科学雑誌』53巻 1号・2015年「幼児における歯列および口呼吸調査第2報」下平尾知波、笹岡志帆、小石剛

つまり、口呼吸は幼少期特有の問題ではなく、思春期に入るとさらに増加してしまうということです。

口呼吸になってしまう大きな理由は次のようなことなどが挙げられます。

・お鼻がつまっている
・扁桃腺が大きい
・鼻腔が狭いため、お鼻で呼吸するより、お口の呼吸を楽に感じている

　このようなケースではお口が「ぽかん」と開き、お口の力が弱く、口呼吸していることがわかります。
　一方、なにかしらの疾患や器質的な問題がないにもかかわらず、口呼吸している場合があります。
　例えば、水泳や走るときに口呼吸をしますが、そのまま普段の生活でも鼻呼吸よりも口呼吸が楽に感じてしまい、口呼吸を主体としている場合です。
　このようなお子さんは、ほんの少しだけ「うっすらと口が開いている口呼吸」です。
　わずかに開いたすき間から口呼吸しているため、口呼吸に周りが気づかないケースも多くみられます。
　43ページのイラストをご覧ください。

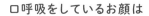

口呼吸をしているお顔は

　口呼吸があるお子さんのお顔はイラストのように、お口がぽかんとし、あごが緊張していたり、あご下が緩んで二重あごとなり、まるで赤ちゃんのような顔貌を示します。

　また、唇は富士山のような山型をし、下口唇にドライウェットラインが明瞭になります。

　重度な場合は就寝時にいびきを伴うため、朝起きたときに疲労感があり、いつも目の下にクマができている場合もあります。

正しい呼吸とは

　口呼吸のお子さんが増えていることにお医者さんも危機感を持っています。なぜなら口呼吸は、アトピーやぜんそくなどのさまざまな病気の引き金になる可能性があるからです。

　まずは基本的な呼吸のお話をしましょう。

　呼吸の基本は鼻呼吸です。口はあくまでも補助的な役割です。鼻呼吸は身体を外気から守る役割をしています。

　鼻は細かい血管が集まった粘膜で覆われていて、吸った空気を温めたり、加湿したりしています。

　粘膜から分泌される粘液や表面に生えた繊毛によって、ほこ

● うっすらと口が開いて口呼吸している ●

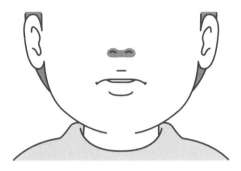

● 上唇が富士山のように山形をしている ●

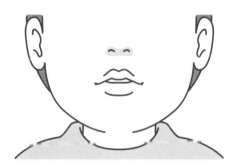

● お口がぽかんと開き、あご下がたるんだお顔 ●

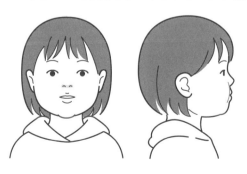

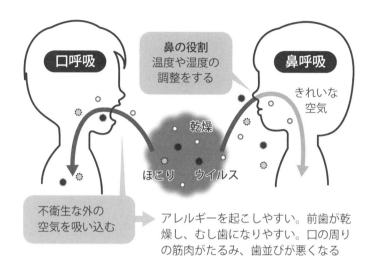

口呼吸

鼻の役割
温度や湿度の
調整をする

鼻呼吸

きれいな
空気

乾燥

ほこり　ウイルス

不衛生な外の
空気を吸い込む

アレルギーを起こしやすい。前歯が乾
燥し、むし歯になりやすい。口の周り
の筋肉がたるみ、歯並びが悪くなる

りやウイルスなどの異物を吸着・除去する機能を持っています。

　口呼吸では不衛生な空気が100％のまま口に入ってくるの
で、有害物質が身体の中に入りやすくなり、風邪のウイルスな
どに感染したり、アレルギー症状、喘息、中耳炎などの疾患を
悪化させる危険が高まります。

口呼吸はさまざまな病気を引き起こす

　口呼吸は鼻呼吸と比べて、身体への酸素の吸収効率が下がる
ため、呼吸数を多くして酸素吸収量を増加させようとします。
　そのため無意識に過呼吸傾向になります。

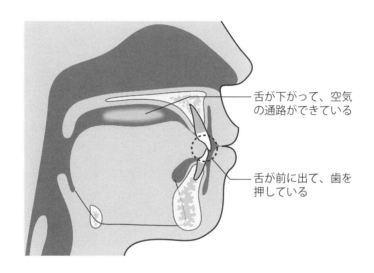

舌が下がって、空気の通路ができている

舌が前に出て、歯を押している

　その結果、口での空気の通路を確保するために舌を下げたり、気道を広げようとし、舌が前方に押され、前方運動が主体とした飲み込みが習慣化してしまいます。

　つまり呼吸の仕方が舌の運動機能の発達に影響しているということです。

　口呼吸が続くと唇を開閉する力が弱くなります。

　唇の力が弱く、舌を前方に突出するくせによって前歯の位置に問題が起き、上顎前突や反対咬合などの不正咬合が起こりやすくなります。

　お口が開いた状態が続くとお口が乾燥し、唾液が減るために歯や歯ぐきが乾きやすくなり、むし歯や歯肉炎が発生しやすく

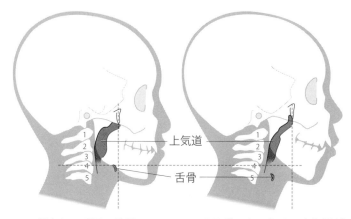

| | 上気道 |
| | 舌骨 |

望ましい舌骨の位置   舌骨が下方にあり、上気道が
                      狭くなっている

なります。

　また、近年話題になっている睡眠時無呼吸症候群（SAS）という病気の原因の1つに口呼吸が挙げられます。

　SAS は睡眠中に空気の通り道である「上気道」が狭くなることによって無呼吸状態（10秒以上呼吸が止まること）と大きないびきを繰り返す病気です。

　欧米では SAS の一番の原因は肥満ですが、日本では下あごの成長不全（小さいこと）による気道狭窄が一番の原因といわれています。

　身体を仰向けにして寝ると、重力によって軟口蓋（口の奥の上あご部分で、舌で上をつつくと柔らか膜になっている）や舌の付

● 扁桃腺が肥大しているため、気道が狭くなっている ●

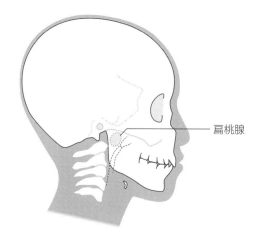

扁桃腺

け根など、気道の入り口周囲の組織がのどの奥に落ち込み、自
然と上気道が狭くなります。

　口呼吸が習慣化している人は、同時に舌が低位に位置するた
め、舌筋の始点である舌骨が後下方に位置することで気道が狭
窄し、SAS が助長されやすい環境となります。

　大人になってからこのような病気にならないためにも、口呼
吸を改善し、お口の機能を健康に育ててあげることが大事で
す。

　なお、いびき、口呼吸、SAS の原因には咽頭扁桃肥大（アデ
ノイド増殖症）と口蓋扁桃肥大が挙げられます。

　これは鼻の一番奥やのどの奥にある扁桃腺が肥大することで

気道を圧迫し、空気の流れが悪くなることで生じます。

　アデノイド増殖症が耳管を圧迫すると急性中耳炎を繰り返すこともありますので、耳鼻咽喉科などの専門医での治療が必要となります。

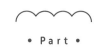
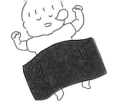

• Part •

5

子どもたちの
食べる力が弱くなっている

なぜ、くちゃくちゃ食べるのでしょうか?

食べ方は人によって違います。

小さなお口で上品に食べる人、大胆にお口を動かしながら食べる人、くちゃくちゃ音を出しながら食べる人、早食いの人、食べるのに時間がかかる人……なるほどと思い当たりませんか?

この違いはなぜ生まれるのでしょうか?

赤ちゃんは生まれてすぐにお母さんのおっぱいに吸い付きます。

こうした「哺乳」のメカニズムはお腹の中にいるときにすでに獲得されているといわれています。

ところが離乳食が始まってからの食べ方は違います。

おっぱいを「ちゅう、ちゅう」と吸う食べ方から、歯ぐきや

歯ですりつぶし、口を閉じて「ごっくん」する飲み込み方へと徐々に変化します。

　成長したあごを土台に、今度は乳歯が生えて、おっぱい飲みを卒業し、離乳食を食べ始めることで、徐々に食べる機能が発達し、よりかみごたえのあるものを食べるようになります。

　3歳を過ぎた頃から乳歯の奥歯のかみ合わせが完成し、この時期からは成熟型の食べ方と飲み込み方を身につける年齢に入ります。

　3〜5歳頃のこうした大人の食べ方への移行は親御さんをはじめとしたご家族に教えられたり、周囲を真似ることで身につけるものです。

　そして、親御さんがお子さんの成長に合わせ、適切な硬さの食事を与える。このサポートによって舌や唇が鍛えられ、自在に動かせるようになり、その動きがあごを発達させます。

　しかしながら、幼少期からの極端な軟食化や口呼吸、指しゃぶりなどの悪習慣はお口の筋力と舌機能の発達をさまたげるために、くちゃくちゃかみを習慣化してしまいます。

正しい食べ方とは

食べ物のかみ方は2種類です。

グラインディング咀嚼　　チョッピング咀嚼

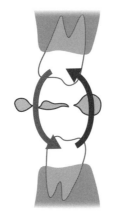 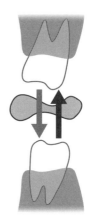

　歯を上下に動かす縦かみが主体の「チョッピング咀嚼」と、奥歯ですりつぶしながら咀嚼する「グラインディング咀嚼」があります。

　チョッピング咀嚼はやわらかいものをかむときの食べ方で、グラインディング咀嚼は歯ごたえのある食べ物をかむときの食べ方です。

　つまり、食べ物に応じてかみ方を自然に使い分けなければいけません。

　しかしながら、軟食化の子どもたちはチョッピング咀嚼が主体となり、上手にグラインディング咀嚼ができません。

　このような正しい咀嚼習慣を身につけるためには、ただ硬いもの、歯ごたえのあるものを食べればよいわけではありません。

なぜならば、咀嚼とは舌と頬の連動した動きであるため、舌の機能が成熟していないのに、硬いものを食べようとしても、しっかりとかまずに丸呑みに近い状態で飲み込んでいたり、水で流し込んだり、またはいつまでもかみ続けて飲み込むことができない場合もあります。

　つまり、**食べる力を養うためには、まず赤ちゃん型の飲み込み方を卒業し、成熟型の飲み込む力を身につける必要があります。**

舌の力が発達することが大切です

　では、赤ちゃんの飲み込み方と大人の飲み込み方では、なにが違うのでしょうか？

　それを実感していただくために、やっていただきたいことがあります。口を少し開いた状態でそこから舌を出し、つばを飲んでみるのです。

　どうでしょうか？　とてもつらくありませんか？

　そして、のどにつばがつかえそうになります。これでは食事はおろか飲み込むのも大変です。

　赤ちゃんの食べ方はこれに近いものです。

　赤ちゃんがおっぱいやミルクを哺乳するときの飲み込み方を「乳児型嚥下」といいます。

成熟型嚥下 　　　　乳児型嚥下

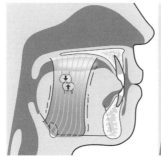 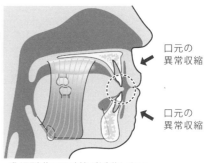

口元の
異常収縮

口元の
異常収縮

成熟型嚥下は咬筋が活動する　　乳児型嚥下は咬筋が活動しない

　乳首をくわえ、舌を波打たせ乳首をおしつぶして、母乳やミルクを吸い出す動作です。

　赤ちゃん型の飲み込み方とは飲み込む瞬間に上下の歯が離れて、舌を前方に突出するため、その動きを補うため、唇が異常収縮します。

　これに対して、成熟型の飲み込み方は**飲み込む瞬間に奥歯をかんで、舌の先を口蓋（上あごの裏）に押し付けながら、飲み込みます。**このときに唇の力を使いません。

　つまり、飲み込む瞬間の唇の動きをみることで、飲み込みの発達度を評価することができるのです。

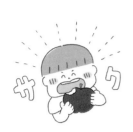

• Part •

6

それ、お口の機能のせいです

正しい言葉、発音ができない子どもたち

お口には食べたり、飲んだりすること以外にも、「言葉の発声、発音」という大事な働きがあります。

美しく、正しい日本語の発声、発音は舌を中心としたお口の機能が、赤ちゃんの時期から離乳期にかけて健やかに成長すること、さらにお母さんたちが子どもとコミュニケーションを深め、たくさんの言葉をやりとりすることで身についていきます。

このため、お口の機能に問題があると発声、発音がうまくいかなくなることがあります。

典型的なのは、「さ行」「ら行」「た行」がうまく話せないことです。

例えば「さくら」が「たくら」に聞こえるような場合は要注意です。

実際に話してみるとわかりますが、これらの言葉を発音するには、舌の細やかな動きが必要です。

　5歳を過ぎても舌足らずな話し方をしている場合は注意してあげましょう。

　発声、発音がうまくできないと他人に言葉が伝わりにくいことがあり、知らぬ間にコミュニケーションで損をしてしまうことがあるかもしれません。

　話し方をお友達にからかわれて、お子さんが悩んでしまうこともあります。

　専門的な介入が必要な場合には、自治体が運営する「ことばの教室」で指導を受けるようアドバイスします。

　なお、お子さんによっては舌小帯（舌の裏側にある膜状の組織）の異常で舌の動きが制限され、発音ができなくなっていることもあります。

　このようなケースでは歯科医院で治すことができます。

気づきにくい食いしばりと歯ぎしりについて

　日中に無意識に食いしばっている、就寝時に食いしばり、歯ぎしりをする、いびきを毎晩のようにかく。

　このような症状の子どもたちが増えていると感じます。

　そして、その多くは下あごの成長が抑制されることで、上あ

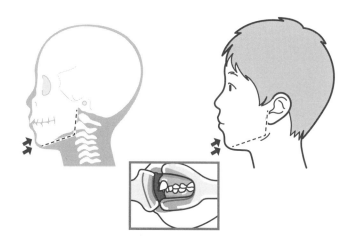

● 過蓋咬合は一見、問題がないように見える ●

ごのかぶさりが深い、過蓋咬合というかみ合わせをしています。

このタイプは口元の締まりが良く、かむ力もしっかりしているために一見、口腔機能に問題がないように見えます。

しかし、かむ筋肉が異常に強く、普段からの無意識の食いしばり、就寝時の食いしばり、歯ぎしりが強いため、歯が過度に削れていたり、かむ筋肉の過度な活動によってあごの成長が抑制されてしまいます。

歯ぎしりの音を聞いたことがありますか？　あのガリガリという音は日中の意識下では出すことができません。人は意識下でのかむ力はせいぜい自分の体重分くらいです。

しかしながら、睡眠時の歯ぎしりや食いしばりでは体重の5倍の力が働いているため、歯が削れてしまうのです。

　このようなかみ合わせの場合は、下あごの成長をコントロールするような矯正治療で症状が改善する場合があります。

あごが十分に成長しない

　お口の機能に問題のある子どもたちは、上あごが十分に成長しない可能性があります。

　あごが十分に育たないと生えてくる歯に対して場所が足りないため、歯の並びがガタガタしたり、上の前歯が押されて出っ歯になったり、反対に下の前歯が押されて受け口になったりします。

　日本人の歯列不正で最も多いのが叢生（そうせい）という歯の並びがガタガタする状態です。

　平成28年の歯科疾患実態調査では12〜20歳で叢生のある人の割合は約26％で、4人に1人以上という結果でした。
「乳歯が抜けて6か月以上たっても永久歯が出てこない」というお子さんのX線写真を撮ると、歯ぐきの下に埋もれている永久歯が混雑していたり、生える方向に異常がみられる場合があります。

　あごの成長不足によってあごの中の歯の萌出方向に異常のあ

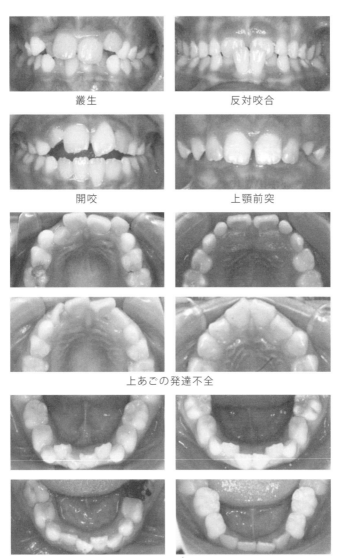

叢生

反対咬合

開咬

上顎前突

上あごの発達不全

下あご歯列の狭窄

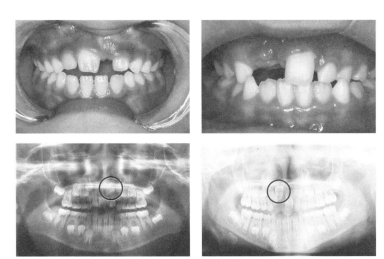

あごが十分に成長しないことで起こる、さまざまな歯並びの問題

る子どもたちが増加していることに注意が必要です。

　なお、乳歯の生え方は歯と歯の間にすき間が開いているのが正常です。

　上あごは永久歯が大きいため、前歯に7mm以上のすき間が必要です。

　乳歯がすき間なく、びっしりときれいに生えていると、後に永久歯が生えてきたときに、スペースが足りないため、きれいに並ばずに、歯並びが悪くなる危険があります。

　1993年の小児歯科学会による報告では、乳歯列にすき間がないのは3％程度でした。しかしながら、2015年に幼稚園児を対象とした別の調査では30％以上に乳歯列にすき間がないこと

が報告されています。

参考資料 『小児歯科学雑誌』53巻 1号・2015年「幼児における歯列および口呼吸調査第2報」下平尾知波、笹岡志帆、小石剛

　これは、子どもたちのあごの成長が弱まっていることを表しており、叢生発現の主な原因と考えられます。

お口の発達不全は将来、お口の老化スピードを加速させる

　お子さんが中年になった姿なんて、今は想像ができないかもしれません。しかし、大事なことですので、ちょっとだけイメージしてください。

　実はお口の機能に問題がある人は年をとったとき、健康なお口の人に比べて、「オーラルフレイル」が進みやすいことがわかっています。

　フレイルとは「Frailty（虚弱）」を意味し、医学的には「高齢期になり、心身の機能や活力が衰え、要介護の危険が高まりつつある状態」をいいます。

　フレイルは最近、話題になっているのでご存知の方も多いと思います。

　オーラルフレイルはこのフレイルがお口の機能に起こっている状態、つまり「お口の老化」です。

　オーラルフレイルになると「硬いものが食べにくくなる」「汁

物でむせる」「口の中が乾く」「口臭がする」「薬を飲み込みにくい」「滑舌が悪い」「食事に時間がかかる」「食べこぼし」などが起こります。

　この症状をみて、なにか気づきませんか？

　そうなのです。Part 2のイラストと重なるものが多いのです。

　つまり、お口の老化はお子さんのお口の機能の問題（低下）と同じ状態をさすわけです。

　おどかすわけではありませんが、オーラルフレイルが進むと、「摂食・嚥下障害」という深刻な事態に進むこともあります。

　そして、これが高齢者の代表的な死因の1つである誤嚥性肺炎につながり、要介護や胃ろう（腹壁を切開して胃内に管を通し、食物や水分、医薬品を流入させ投与するための医療措置）の引き金になることもあるのです。

　ただし、大きく違うのはお子さんの場合、気づいたとさから生活習慣を変えることで、その成長力により、お口の機能が健康な状態に戻せること。

　つまり、親御さんに今、できることはたくさんあるということとです。

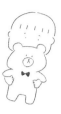

歯並びについて知りましょう

きれいな歯並びになるための条件

　歯並びが美しく整い、かみ合わせがよく、美しい口元を獲得するためにはお口の機能がしっかりと発達し、あごが十分に成長する必要があります。

　歯列不正を有する子どもたちはこの発達と成長がうまくいっていないことがわかっています。

　上あごの成長は10歳までに完了し、下あごの成長は思春期にピークがあります。

　右のページの図をご覧ください。

　つまり、上あごと下あごの成長はまったく別物であることから、お子さんの矯正治療ではこの成長の違いを見極めながら治療の方法やタイミングを考えます。

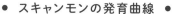
● スキャンモンの発育曲線 ●

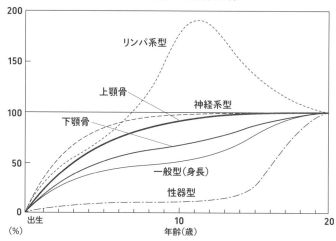

上あごの成長メカニズム

　上あごとは永久歯が配列する土台となる骨であり、最も深い
ところにある正中口蓋縫合という成長線を中心に側方に成長し
ます。

　この骨の成長は7、8歳頃までがピークであり、10歳には完了
するといわれています。

　外側から頬筋、内側からは舌によって囲まれているため、こ
れらの24時間活動する筋肉の影響を受けます。

　例えば、1日に2000回以上行う飲み込む動作で上あごに舌圧
が付与し、普段から舌を上あごのスポットに位置付ける習慣が

乳前歯には7ミリの隙間が必要

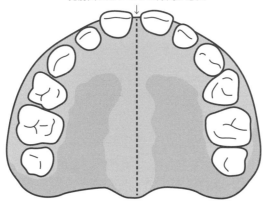

できていると、上あごが拡大する力に転化されます。

　一方、舌を常にお口の低位に置いていたり、飲み込むときの舌の動く方向が間違っていると、上あごに力が付与されないため成長が抑制されてしまいます。

正しくかむ、正しく飲み込む力が下あごを育てる

　下あごの成長にはかむ筋肉の発達が欠かせません。咬筋はかむ筋肉である咀嚼筋の1つで、下あごの骨を上に引き上げ、上下の歯をかみ合せる働きを担っています。

　この筋肉はものをかむときに活動するのは当然ですが、実は飲

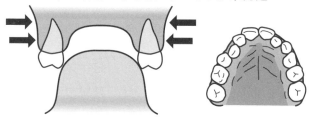

● 不正咬合の子どもたちのあごは未発達 ●

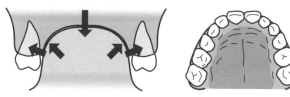

● 舌の機能圧が上あごを発達させる ●

み込む瞬間にもしっかりと咬筋が活動することが大切なのです。

　かむ、飲み込むの動作で咬筋が活発に活動することであごはぐんぐん成長します。

　ところが赤ちゃんの飲み込み方のままのお子さんは、咬筋が十分に働かないために、あごが十分に成長しません。

　その結果、硬いものをしっかりかめないお口になってしまいます。

　かむ力が弱かったり、かむ回数が減ると唾液の量も減ってしまいます。唾液にはお口の中の細菌を殺す自浄作用があるため、唾液の量が減って口の中が乾燥するとむし歯や歯周病、口臭などが起こりやすくなります。

お口を育てて不正咬合を予防する

　歯並びの悪さやかみ合わせの悪さを「不正咬合」といいます。

　歯が重なったり、デコボコに生える「叢生」、上の前歯が出ている「上顎前突」、下の歯が出ている「反対咬合（受け口）」のほか、歯と歯の間にすき間が空いている「空隙歯列」、かむと前歯がかみ合わず、上下の前歯にすき間のある「開咬」などがあります（58ページ参照）。

「不正咬合の原因は遺伝」と思ってあきらめている親御さんは多いのですが、それは誤解です。

　これまで述べてきたように、その多くは生活習慣から起こるお口の機能の問題を原因としています。

　例えば3歳から正しいお口の習慣が身についていると成長期間に約400万回以上の舌の力が上あごに付与されるため、それが上あごを成長させる力となります。

　一方、小学生になっても正しいお口の習慣が身についていないお子さんは、その期間に十分な成長が起こらないため、上あごの狭窄や下あごの成長不全が起きてしまいます。

　つまり、歯列不正は遺伝的な要素だけで生じるのではなく、日々のお口の筋肉活動の影響を受けるということです。

　このようなことから親御さんの歯並びはきれいであっても、

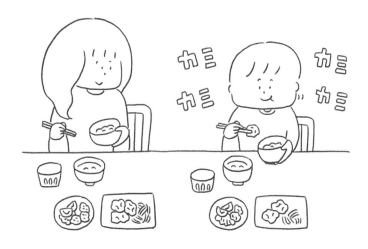

　お子さんには歯並びの問題が生じるケースが増えているのだと思います。
　さまざまな研究が進み、お口の機能を健やかに成長すれば、ある程度の不正咬合を防げることがわかってきています。

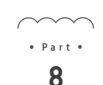
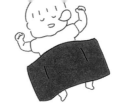

• Part •

8

機能は口元に表れる

 口元が大切な理由

　小学生になってもお口がうっすらと開いているくせや赤ちゃんの飲み込み方が残ってしまうと、口元の締まりが悪く、ふとお口を見ると開いたお口から舌がちょろちょろと見えることがよくあります。

　これは舌が正しい位置ではなく、下に落ちている「低位舌」という状態です。

　この習慣が続くと舌が前歯を押すために上顎前突や反対咬合、さらに開咬になりやすいことがわかっています。

　それだけでなく、あごが最も成長する時期にこのような口腔機能の問題が存在するとあごの健やかな成長をさまたげるだけでなく、口元の全体のバランスが乏しくなってしまいます。

　お口を閉じたときに、唇とあごに緊張感がなく、さらにあごの下のラインにくびれがある状態、これが機能的で美しい、つ

機能的で美しいお口

緊張感があったり、逆に弛
みがある美しくないお口

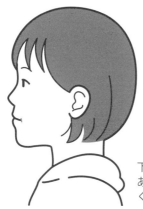
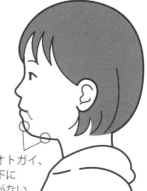

下唇とオトガイ、
あごの下に
くびれがない

まり**機能美が備わっている状態**です。

　一方、なんとなく美しくない、魅力的でない口元とはどんな
状態でしょうか？

　それはお口に締まりがなく、お口を閉じるとあごに緊張感が
あったり、あご下に弛みがあり、二重あごのような状態です。

　現在は多くの方がマスク生活を強いられています。マスク生
活をするなかで、改めて気づいたことがあります。

　マスクをしているときは、女性ならお化粧をして目元がぱっ
ちりで魅力的なお顔立ちをしていたり、男性なら目力があり
凛々しい顔立ちなのに、マスクを外したときのお顔になんとな
く残念さを感じてしまう……。

そんな経験はないでしょうか？

これはお顔の下半分である口元が魅力的でないことを表しているのかもしれません。

これまで述べてきたように、**口元には幼い頃からのお口の習慣が反映されます。**

つまり、**口元が美しくないということはお口がしっかりと育っていない**ということを表しています。

口元が美しくなるためには

例えば、目元はお化粧などで魅力的な状態をつくり出すことが可能です。

しかしながら口元は、口紅などである程度魅せることはできますが、口元の表情を隠すことはできません。

口元が魅力的な人はお口の機能がしっかりと発達し、お口周りの筋肉のバランスが良好です。

一方、そうでない人は、お口の周りの筋肉が極端に弱かったり、反対に常に緊張するため筋肉がこわばり、なんとなく不健康に見えることがあります。**つまり、口元を見ることでお口の健康状態を評価できます。**

口元が美しくなるためには第一にあごの良好な成長が必要不可欠です。

身体を大きくするために十分な栄養と運動が欠かせないように、あごの成長には舌を中心としたお口を活発に動かしながら、正しく食べたり、飲んだりすることの繰り返しが大事なのです。

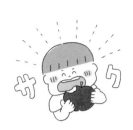
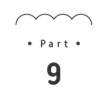

- Part -

9

口元がきれいになる子育て

お母さんの関わり方次第で、お口はぐんぐん成長する

　お口の機能を健康に育てるコツは毎日の生活習慣にあります。

　ちょっとした気配りやお母さんの声かけで、お子さんのお口はぐんぐんいい方向に成長し、健康で美しい口元に近づいていくでしょう。

　ここではご家庭でできる取り組みの中から、特に効果的なものを紹介します。

　なお、対象となる年齢は赤ちゃん（授乳期）から5歳くらいまでとなっています。

　お子さんの該当する年齢を参考に試してみてください。

　授乳期、離乳期を過ぎてしまったからと心配する必要はなく、気がついたところからスタートすることが大事です。

　また、お子さんの成長には個人差がありますので様子を見な

がら、まずはできることから、無理なく取り組んでみましょう。

口元がきれいに育つ食べ方

お口の機能を育てるには、舌を中心としたお口の各部位を正しい動きに導いてあげることが大切です。

お子さんの食べ方を親御さんがサポートしていくために、次のようなポイントがあります。

❶ おっぱい、ミルクは慌てずゆっくりと与えましょう

授乳は生まれてきた赤ちゃんが舌を成長させる最初のトレーニングになります。

乳首をくわえてお乳を飲むことで、赤ちゃんの舌の働きが活発になり、「飲み込む機能」→「その後のかむ機能」の発達につながっていきます。

授乳の際は時間をかけてゆっくり飲ませたほうが、お口の機能がよく育つことがわかっています。

❷ 哺乳瓶の乳首を選ぶコツがあります

哺乳瓶でミルクをあげる場合は乳首の穴の大きさや形に注意してあげるといいでしょう。

穴が大きめで、傾けるだけでミルクが出てくるものは、吸う

力が弱い新生児にはいいのですが、成長してくると逆に舌の成長を抑えてしまう可能性があります。

　舌を育てるためには、赤ちゃんがミルクを吸い出そうと頑張るくらいがちょうどいいので、様子を見ながら、お子さんに合う乳首を選んでいきましょう。

❸ 離乳食は子どもの様子を見ながら少しずつ与えましょう

　生後5〜6か月あたりになると子どもは親御さんの食べている大人の食事に興味を示すようになります。これが離乳食をスタートするのにちょうどいい時期になります。

　ただし、赤ちゃんのお口は少しずつ成長します。

　授乳期と同じように離乳食もお子さんの様子を見ながら、次のようにゆっくり、進めることが大事です。

｜ 5〜6か月　離乳食初期 ｜

　この時期は授乳期よりもあごは成長しているものの、その動きはまだぎこちなく、食べ物を舌でつぶすことは上手にできません。このため離乳食の硬さは、お口の中でつぶす必要のないヨーグルト状が目安です。

　一方、授乳で鍛えられた舌を前や後ろに動かすことはかなり上手になっています。

　スプーンで離乳食を赤ちゃんの口元に持っていくと、舌を出

しておっぱいを飲むように食べ物を「パクッ」ととらえ、唇を閉じて飲み込む「パクパクごっくん食べ」をします。

この食べ方を繰り返すことで舌や唇がさらに鍛えられ、あごが発達しますので、うまくサポートしながら食事をあげてほしいと思います。

なお、あげるときは少なめの量で、自発的にお口を開けるのを待ちます。

食べないからとスプーンをどんどんお口に入れてしまったり、スプーンに入れる量が多すぎたりするとお口の成長が十分にできなくなることに加え、食べることを嫌がってしまうようになるので注意しましょう。

| 7〜8か月　離乳食中期 |

舌を上下することで、「モグモグ」の運動リズムが出てきます。

食べるときに咬筋などのあごの筋肉も同時に動かせるようになり、離乳食を口蓋で押しつぶすような食べ方ができます。

この段階の離乳食の目安は舌でつぶせるお豆腐くらいの硬さです。

この時期からは親御さんがサポートしながらコップでお水を飲む練習をします。

上唇をコップの水面につけたままの状態で、子どもの飲むリ

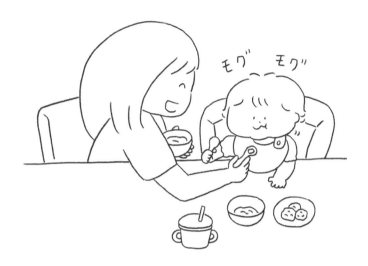

ズムに合わせて手の力を加減し、一口量を覚えられるようにしましょう。

　深くて大きなコップだと鼻や顔が器に隠れて様子が見えないため、レンゲやふちの広い杯などの器で練習するのもおすすめです。

　ただし、お茶やお水を食事と一緒に与えてしまうと丸呑みをしてしまい、お口の機能の成長がさまたげられる可能性があるので、食後に与えるようにしましょう。

| 9〜10か月　離乳食後期 |

　食べ物の塊を「モグモグ」運動中に舌を左右に移動させ、歯

ぐきで食べることができるようになる「カミカミ食べ」の時期です。

このため、離乳食は歯ぐきでつぶせるバナナくらいの硬さにします。あまり細かすぎると歯ぐきの上に乗りにくいので、1センチ角を目安にしましょう。

水分はコップを自分で持って唇を使い、頬をすぼめながら連続して飲むことが少しずつできるようになってきます。

ストローを使うと唇を使って吸引する練習ができます。ただし、ストローは舌の上に乗せたり、歯でかませたりしないようにすることが大切です。

また、市販のストローマグのうち、ストローが長いもの（舌の中央まで届くタイプ）はお口の筋肉の成長には向かないので、ストローを短くするなどの工夫をしましょう。

｜ 12〜18か月　離乳食完了期 ｜

1歳を過ぎると奥歯（第一乳臼歯）が生え始めるので、離乳食は奥歯でかめる硬さに徐々に移行していきます。

ただし、かむ力はまだ、大人並みではありません。肉団子くらいの硬さが目安です。飲み物は一人でコップを持って飲めるようになります。

摂食機能の発達と離乳

月齢	離乳時期	食行動の特徴	運動の発達
0〜4	**調理形態** 液体哺乳		● 指しゃぶり
5〜6	|離乳初期| **調理形態**（硬さの目安） なめらかにすり潰した状態 （ヨーグルト）	哺乳	● 手全体で包む ● 首がすわる ● 目と手が協調してくる
7〜8	|離乳中期| **調理形態**（硬さの目安） 舌で潰せる硬さ （豆腐）		● 持ちかえる ● コップから飲む ● 座位
9〜11	|離乳後期| **調理形態**（硬さの目安） 歯ぐきで潰せる硬さ （バナナ）	介助食べ 1日3回食 の定着	● 手で持って食べる ● コップを自分で持って飲む
12〜18	|離乳完了期| **調理形態**（硬さの目安） 歯ぐきでかめる硬さ （肉団子）	手づかみ 食べ・卒乳	● 小さいものがつまめる ● 手づかみ ● スプーン・フォークを持つ ● ストローで飲む
19〜36	**調理形態**（硬さの目安） 歯でかめる硬さ	1人食べ	● スプーン・フォークを使える ● 箸が使える

出典 『ザ・クインテッセンス』Vol.39 no.3「子どもたちの歯列と口腔機能を育てる歯科医療」島津貴咲、三井園子、林亮助『授乳・離乳の支援ガイド　2019年改定版』厚生労働省より一部改変

| 1〜2歳　幼児期前半 |

　1人食べが始まる時期になり、手や目、口が連動して動かせるようになり、スプーンやフォーク、箸などを少しずつ使えるようになります。とはいえ、最初は手づかみで食べ物を口に運ぶことが多いでしょう。

　食事時間が長くなり、周りを汚してしまう時期ですが、できる限り自由に食べさせてあげることが大事です。

| 3〜5歳　幼児期後半 |

　3歳頃になると乳歯がすべて生え揃い、本格的にかむことができるようになります。

　幼児期前半までに身につけたお口の機能をさらに有効に使うために、さまざまな食材を試行錯誤しながら食べられるようにする時期です。

　スプーン、フォーク、箸も上手に使えるようになります。

　この時期からはかみごたえのある食事も意識して食べさせるようにしましょう。

❹ 離乳食をあげるときはスプーンの共用を控えましょう

　むし歯菌は唾液を介して子どもの口の中に感染します。中でもお母さんや家族からうつることが多く、代表的な感染ルートの1つが「口移しの食事」や「スプーンの共用」です。

乳歯が生え揃う1歳7か月頃が最も感染しやすく、歯科医師の間では「感染の窓」と呼ばれています。

　乳歯のむし歯はやがて抜けてしまうのだから……、と軽視されている向きがあるのですが、実はそうではありません。

　乳歯は後から出てくる永久歯の道しるべとなる大事な歯です。

　乳歯の根っこがむし歯になると、その下の永久歯が病巣を避けて、別の場所から生えてくることがあります。このため、悪い歯並びの原因になってしまいます。

　また、数少ない乳歯がむし歯になるとかむ力が低下し、硬いものを嫌がるようになります。こうした結果、あごの成長がさまたげられてしまうので、まずはむし歯菌をできるだけうつさないことが大事なのです。

❺　食事やおやつは決まった時間に

　むし歯予防としては、食事やおやつを決まった時間にあげることも大切になります。

　口の中は食後、糖とむし歯菌の影響で酸性になり、歯のカルシウムなどミネラルが溶け出す「脱灰（だっかい）」という現象が起こります。これがむし歯のもとです。

　しかし私たちの身体には病気から身を守る防御機能があり、一度、歯からミネラルが溶け出しても、唾液により口の中が中

性に戻ると溶け出たミネラルが歯に戻ってくるのです（これを再石灰化、といいます）。

　ところがしょっちゅう食べ物が口の中に入っている、つまりだらだら食いをしていると口の中が常に酸性となり、再石灰化が追いつきません。このため、おやつを含む食べ物は決まった時間にあげる習慣をつけることが大事なのです。

❻ 「3歳になるまでに卒乳」を一つの目安に

　授乳はお母さんと子どものコミュニケーションを深め、精神面にも大きなメリットがあります。

　卒乳（完全に授乳をやめること）の時期については、専門家の間でも複数の意見があるものの、「子どもが望むまで与えて、自然に卒乳を進めることを推奨する」点は同じです。早いお子さんでは離乳食の進み具合に合わせて、1歳半頃までに卒乳をしています。

　この頃には乳歯が生えてくるので、寝ながら授乳をすることでむし歯のリスクが出てきます。この点、卒乳によってむし歯の予防ができるというメリットがあります。

　また、お口の機能を成長させるためには、大人の食べ方を教えてあげなければいけませんが、卒乳があまりに遅いと、これが身につかず、哺乳期の赤ちゃんの食べ方が残ってしまうこともあります。

そこで私たちは一つの目安として、お子さんの様子を見極めながら3歳になるまでに卒乳をすることをアドバイスしています。

なお、WHO（世界保健機構）と米国小児歯科学会では、「2歳まで母乳を与えてもいい（それ以後も母親と子どもが望むのであればOK）」と提言しています。

❼ 指しゃぶり、おしゃぶりとの上手な付き合い方

指しゃぶりやおしゃぶりを長く続けると出っ歯や開咬などの不正咬合を起こしやすくなることがわかっています。

このため、いつやめさせたらいいのか、心配している親御さんは多いと思います。

指しゃぶりは赤ちゃんがお母さんのお腹にいるときからしていて、これは哺乳の練習ともいわれています。

生まれてからの指しゃぶりは、さまざまな物の形や味を学習するために行われると考えられています。

一方、1歳を過ぎ、歩くことができるようになり、外で遊ぶ時間が増えるにつれて指しゃぶりは減少していきます。

小児科と小児歯科の保健検討委員会は、「生理的なものであり、不安や緊張を解消する効果もあるので、無理にやめさせないほうがいい」と提言しています。

ただし、4〜5歳を過ぎても続いている場合、あるいは3歳で

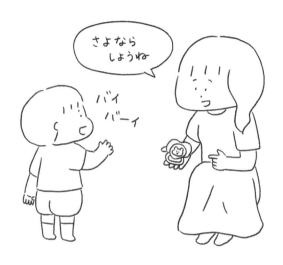

も一日中、くせになっているような場合は、少しずつ、やめさ
せるようにしたほうがいいでしょう。

　おしゃぶりは乳首の代わりとして使う育児用品で、泣いてい
る赤ちゃんを鎮めるなどのときに使われます。育児で大変なお
母さんにはお助けグッズです。
　しかし、おしゃぶりも指しゃぶりと同じように、長い間つけ
ていると不正咬合が起こりやすくなります。おしゃぶりを使用
している子どもは、使用していない小児と比較して上顎前突
（出っ歯）や、開咬、下あごが横にずれる乳臼歯交叉咬合が起こ
る率が非常に高いことがわかっています。

一方で、この不正咬合は2歳までにおしゃぶりをやめると改善します。

乳歯の奥歯が生えてくる1歳半頃からやめる準備を始めて、2歳過ぎまでにはやめられるといいでしょう。

❽ お茶やお水は食後に

離乳食のところでもお話ししたように、食事をするときにお茶やお水は必要ありません。飲むのなら食後にしましょう。

こう言うとびっくりするお母さんが多いのですが、お口の機能が健康で、正しくかむことができると唾液がたくさん出てきます。これで十分に飲み込むことができます（もちろん、料理としてお味噌汁やスープなどの汁物は出していただいて構いません）。

❾ 「ながら食べ」をさせないようにしましょう

テレビを見せながら、あるいは子どもにスマホの動画などを見せながら食事を与えていることはありませんか？

「ながら食べ」はしつけという点で、控えたほうがいいこともありますが、お口の機能を育てる上でもやめるべき習慣です。

なぜなら「ながら食べ」をしていると、食べることに集中できないからです。

人間は食べ物を口に入れる前にその形や匂い、硬さなどを確かめます。

そして、例えばおせんべいの場合は、

「硬そうだから、しっかりかまないといけないな」

という具合に瞬時に予測し、認識をしてそれを食べ方に反映させるといわれています。

こうした食べ物に合わせて食べ方を変えることもお口の機能の成長にはとても大切です。

食事に集中し、「味や匂い、舌触り」を楽しむことはまた、五感を刺激します。

料理を前に、「これはおいしそうだな」とワクワクしながら食事を楽しむことが口の機能はもちろん、脳の働きにもつながると考えられます。

⑩ お腹をすかせるための一工夫をしましょう

お子さんが食べることになかなか集中できないときは、その理由を考える必要があります。まず、お腹があまりすいていない場合、おやつを与えすぎていないかチェックしましょう。「空腹は最高の調味料」といわれるように、お腹がすいているとなんでもおいしく食べることができます。

身体をたくさん動かすことも大事です。天気がいい日はできるだけ外遊びをさせてあげるといいですね。

偏食が多いお子さんにはお手伝いを頼んでみましょう。

お母さんが料理をしている隣で、レタスをちぎってもらった

り、ドレッシングを作ってもらったり。3歳くらいになれば簡単な調理はできます。

自分で作った料理は苦手なものでも、不思議と「おいしい、おいしい」と喜んで食べてくれますよ。

口元がきれいに育つ食べ物と飲み物の選び方

❶ あごを育てる食べ物を意識して与えましょう

食べ物のかみ方は2種類です。

歯を上下に動かす「チョッピング咀嚼」と、かんだまま上下の奥歯をすりあわせてすりつぶしながら咀嚼する「グラインディング咀嚼」があります。

チョッピング咀嚼はやわらかいものをかむときの食べ方で、グラインディング咀嚼は歯ごたえのある食べ物をかむときの食べ方です。

専門家の研究により、グラインディング咀嚼ができている子どもたちのグループは、できないグループの子どもたちに比べ、歯がまっすぐ上に向かって生え、歯列の幅が広いことがわかっています（そうでないグループは歯が内側に傾斜する傾向が見られました）。

つまり、歯並びがよかったということです。

最近の子どもたちに不正咬合が多く、その中でも歯のガタガタ、デコボコが多いのは、このかみ方の違いが大きいと考えられます。

　つまり、グラインディング咀嚼ができないことが問題なのです。

　グラインディング咀嚼が上手にできるようになるためには、食事の工夫です。

　離乳期からバランスよく、野菜やお肉、お魚など、さまざまな食材を食べさせてあげるのです。

　そして奥歯が生え揃ってきたら、歯でしっかりすりつぶせるような食べ物を与えます。

　ただし、スルメやビーフジャーキーなど硬いものにこだわる必要はありません。

　私たちがすすめているのは、食材を細かくしすぎず、できるだけ大きな状態で与える方法です。

　例えばお肉は前歯でかまないとお口の中に入らない、ある程度、大きなサイズで出します。骨付きのフライドチキンはいい見本です。

　歯には形ごとにそれぞれ役割があります。前歯は食べ物を口の中に入れやすい大きさにかみ切り、奥歯はさらにそれを細かくすりつぶしていく動きが専門です。

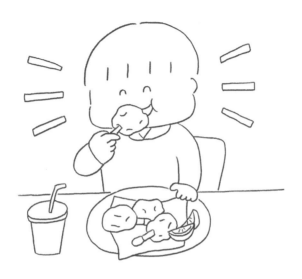

　犬歯は食べ物をかむことよりも、前歯と奥歯に負担がかかり
すぎないよう、サポートをする役割が大きいのです。このよう
にそれぞれの歯をしっかり使ってかむような食事を習慣にする
ことで、歯がきれいに並ぶようになるのです。

❷ 甘い飲み物に注意を

　炭酸飲料やイオン飲料、乳酸菌飲料、100％果汁飲料、野菜
ジュース……。

　子どもたちが好きな飲み物にはけっこうな量の砂糖が入って
います。

　私たち大人がコーヒーや紅茶に入れるスティックシュガー

は1本3〜6gですが、ジュース類に目を向けるとイオン飲料で25g以上（500㎖中）、炭酸飲料では50gを超えるものもあります。

　子ども用の野菜ジュースなども10g以上（100㎖）入っているものがあり、野菜が入っていて身体にいいからと、たくさん飲んでしまうと砂糖の摂り過ぎになってしまいます。

　砂糖はむし歯菌のエサになるため、控えたほうがいいのは当然ですが、甘い物はカロリー過多につながることも問題です。最近は小児の肥満が増えてきています。

　甘い飲み物は外食のときやときどき与えるご褒美と決め、普段の飲み物はお茶かお水にすることをおすすめします。

3歳から始めたい口呼吸の改善

　口呼吸がくせになっているお子さんには、「呼吸をするところはお口ではなく、お鼻だよ」と教え、意識してお口を閉じることができるようにしていきましょう。

　また、寝ているときやテレビを見ているときに「口呼吸予防テープ」を貼るのも一つの方法です。テープはドラッグストアなどで購入できます。

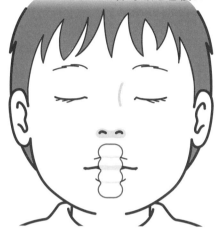

● 口テープを使って鼻呼吸を習慣に ●

3歳から始めたい舌の機能を成長させるトレーニング

　お口の機能で最も大事なのは舌の働きです。

　最近は舌の機能が低下しているお子さんが多く見受けられますが、子どものうちであれば簡単なトレーニングで鍛えることができます。

　遊び感覚でぜひ、毎日の生活に取り入れてほしいと思います。

❶ 舌の正しい位置を親子で学びましょう

　口を自然に閉じているとき、舌先は前歯の真ん中2本の真裏

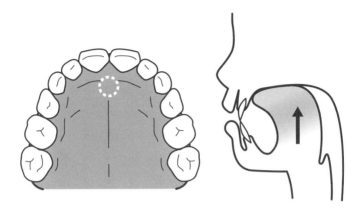

口を自然に閉じているとき、舌先は前歯の真ん中２本の真裏に
ある膨らみに当たり、舌全体が上あごに吸い付いている

にある膨らみ（スポットといいます）に当たり、舌全体は上あご
（口蓋）に吸い付いています。この舌の刺激によって上あごが
成長します。

　ところがこれができていないお子さんはとても多いのです。
舌先が歯の裏にある、前歯のすき間から出ている場合はその兆
候です。

　また、幼児期が過ぎても発音や発声がうまくできないお子さ
んもその傾向があります。

　ぜひ、親子で舌の正しい位置を確認し、習慣にしていきま
しょう。

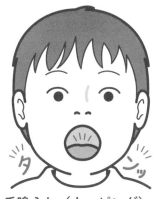

舌鳴らし（ホッピング）
舌の力を強くするために
舌で上あごをはじいて、音を鳴らす

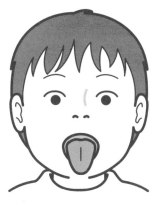

あっかんべー
舌をできるだけ前方へ出し、
静止させる

❷ 舌を使った遊び

　正しい舌の位置が意識できるようになったら、遊びながら舌を鍛えていきましょう。

| **舌鳴らし（ホッピング）** |

　舌全体を上あご（スポット）にくっつけては、離す、という動作で、「タンッ」と音が出るように鳴らしてみます（舌が前に出ている状態では「チュッ」という音しか出ません）。親御さんが見本を見せてあげるといいでしょう。

| **あっかんべー** |

　「あっかんべー」の「べー」のときに、できるだけ舌を真っすぐに伸ばします。

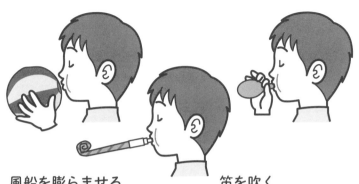

風船を膨らませる
紙風船は口を穴につけずに膨らませる。ゴム風船は最初は手を添えて膨らませるが、慣れてきたら唇だけで膨らませる練習をするといい。

笛を吹く
唇をしっかり閉じて息をまっすぐ吹く練習をする（ピロピロ笛はネットなどでも購入可能）

| 風船を膨らませる |

　風船を膨らませるためには唇の力が必要です（唇をすぼめないと膨らますことができません）。唇の力が鍛えられると鼻呼吸もできるようになってきます。紙風船、ゴム風船どちらでもいいので好きなものをやらせてあげましょう。

| 笛を吹く、息を吹き出す遊びをする |

　息を吹き出す遊びをしたり、縁日などで売られているピロピロ笛（吹き戻し）を吹くのもいいでしょう。自然に舌の機能が鍛えられます。

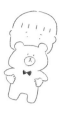

• Part •

10

口元でなぜ幸せになれるのでしょう

健康な口元は人生を変える

　Part1「未来から来た3人の使者」で紹介したように、お子さんを健康なお口に育てることはお子さん自身の生涯にとって、「最高のギフト」になることは間違いありません。

　お口の機能は食べることや飲むことだけでなく、その動きが歯並びやかみ合わせをつくるため、口元の美しさにも影響することはすでにお話しした通りです。

　そして近年、しっかりかむことが脳の血流をよくすることなどから、「勉強（学習）の能力」にもよい影響があるのではないかという考え方も出てきています。

　さらに歯並びやかみ合わせは全身の病気や寿命にも関わることがわかってきています。

　そこでPart10ではお口の機能がもたらすさまざまなメリットについて、国内外の研究でわかってきたことを紹介していき

たいと思います。

学習能力とお口～しっかりかめる子は勉強ができる!?～

　よくかめる子は頭がいい、歯並びがいい子は学習能力も高い……。

　こんな話はよく聞かれますが、実際はどうなのか、疑問を持っている親御さんは多いでしょう。

　実はかむことと学習能力については30年以上前から、動物を使った実験を中心に、多くの研究が行われています。

　例えばラットを使った実験では、最初は自然食で飼育していたものを加工食品に変えたところ、食べる行動が減り、「迷路学習能」という能力が低くなる結果が得られました。

　迷路学習能とは実験のために特別に作った迷路を使った学習能力の評価方法です。

　迷路の出口にエサを置いて、実験動物を入れ、まずはルートを何度か繰り返して学習させます。その後、行き止まりの箇所を複数作り、実験を開始します。動物が何回、そこに迷い込んでしまったかをカウントします。迷い込む数が多いほど学習能力が低いことになるわけです。

　別の研究で、マウスを固形食で飼育した群と粉末食で飼育し

た群に分けて比較した調査もあります。

　この実験では「条件回避学習」といって、2つの群のマウスを鉄製の飼育箱に入れ、短い警告音の後、弱い電流を流します。

　マウスはびっくりして箱の中を駆け回りますが、特別に作ったレバーに脚をのせると電流が止まる仕掛けをあらかじめ、学習させておきます。その上で実験を行うと、最初のうちは両群でまったく差がなかったものの、学習を重ねるにつれ、固形食で飼育した群のほうがレバーを押すのが早く、電気ショックを回避する率が高くなったのです。

　この実験を行った朝日大学歯学部口腔生理学講座の川村早苗氏は、実験結果について、

「固形食飼育群の動物は初めから優れていたのではなく、学習を重ねる過程において、学習効果が向上したものと考えられる」

　と分析し、固形食飼育群の回避学習能力が高かった理由について、

「硬い固形食をよくかむことで口の中の感覚から刺激を受けた脳細胞が賦活され、脳の発達が促進される」

「かむことで脳の視床下部を刺激するホルモンの分泌が促され、記憶に関係が深いコレシストキニン（ホルモンの一種）の分泌が増加して記憶過程に働き、学習能力が向上する」

　という仮説を立てています。

人間ではどうなのかについての研究は、まだ数が少ないものの、かむことで脳の血流が活発になったという報告が複数あります。

　例えば東京医科歯科大学大学院の研究では、被験者（実験の対象となる人）に座った状態で3分間ガムをかんでもらいます。その状態で額の部分の血流とそこに流れるヘモグロビン（酸素を運ぶ血色素）の量を特殊な機器を使って測定しました。

　その結果、ガムをかんでいるときには被験者の額の血流が増加し、ヘモグロビンの量が増えたことが確認されました。これは脳が活発になることを示す一つの指標で、暗算などの知的作業時の変化と一致しています。

　額は脳の中でも、知識に基づいて考えたり、感情を制御したりという高度な機能を担う「前頭前野」がある部分です。前頭前野には推理、創造、意欲、忍耐、精神集中といった能力が集約されています。

　こうしたことから、かむことが脳の機能に良好な影響を与えていることが考えられるということが示されたのです。

　なお、歯の根には歯を支える骨（歯槽骨）を固定する歯根膜という薄い膜があります。

　この歯根膜には触覚や痛覚といった感覚があり、かんだときの硬さや微妙な感触、刺激を感知して脳に伝えます。こうしたことからもかむことは脳に刺激を与えると考えられています。

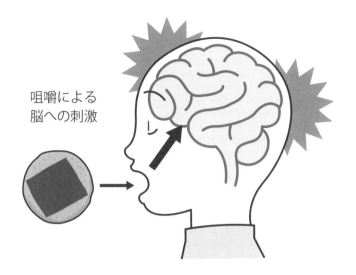

咀嚼による
脳への刺激

　高齢者の場合も残っている歯の数が多い人や、入れ歯などで
かむ力が保たれている人の健康寿命が長いことが知られていま
す。

　詳しくは今後の研究が待たれますが、しっかりかめるお口を
つくってあげることが、お子さんの脳によい影響を与えること
は間違いないようです。

参考資料 『口腔病学会雑誌』68巻1号「ガムによる咀嚼運動がヒト脳組織内ヘモグロビン量の変化に及ぼす影響」佐々木淳　『歯科基礎医学会雑誌』31巻1号「マウスとラットの条件回避学習に及ぼす飼料硬度の影響」川村早苗、船越正也

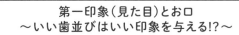

第一印象（見た目）とお口
〜いい歯並びはいい印象を与える!?〜

　歯並びやかみ合わせに異常がある人はそのことにコンプレックスを持ち、自分に対する評価もネガティブになる傾向にある――。こうした調査結果は国内外で数多く、発表されています。これは心情として多くの人が理解できるのではないでしょうか。

　では、不正咬合のある人の顔を周囲の人は実際、どう感じているのでしょう。
　実は矯正歯科大国といわれるアメリカなど欧米を中心にこのことを科学的に解明するための研究が積極的に行われています。
　そして、研究報告を読むと、歯並びやかみ合わせが他者の第一印象に明らかな影響を及ぼすことは明確です。
　そして、正常なかみ合わせを持つ人の印象はそうでない人に比べ、他者からの評価が高いという結果が得られているのです。

　例えば「アメリカ矯正学会誌（2011年）」という専門誌に発表されたアメリカの歯科医師のグループの研究では、あらかじめ101人の歯学部生の中からアンケートにより最も平均的な顔

の男女それぞれ2人ずつを選び、顔写真を撮影。

その写真を専門のソフトを使って「正常なかみ合わせ」「開咬」「過蓋咬合（かみ合わせが深く、上の歯が下の歯の大部分を覆っている)」「反対咬合」「上顎前突」「叢生」「空隙歯列」の写真にそれぞれ加工します。つまり、同じ人物の顔で7パターンの口元の写真を作るわけです。

そして歯科に通院する患者889人や家族に、これら7枚のうちの1枚を渡します。そして7枚それぞれがほぼ同じ数になるように振り分けます。写真を1枚だけ渡すのは、複数だと口元の違いから、かみ合わせに過度の注意がいってしまうためです。

その上で、写真を見て受ける印象についての質問にアンケート形式で答えてもらったのです。

質問は5つの項目（魅力、知性、良心的、感じがいい、外交的）に加え「話をしたいかどうか」「内向的かどうか」についてで、「1（最も低い）〜7点（最も高い)」の間で評価をしてもらいます。

その結果、正常なかみ合わせの写真と不正咬合の写真では、その評価に大幅な差がつき、すべての項目において、正常なかみ合わせの写真が一番高い評価を得たのです。特に「魅力」と「知性」については、その傾向が顕著でした。

なお、不正咬合の中でも反対咬合の写真は総合的な評価が最も低いという結果でした。また、「最も内向的な印象」という結果でした。

さらに、評価の対象写真を男女で比較したところ、女性の写真のほうが、より評価の違いがはっきりしていました。つまり、女性の口元の印象は男性に比べ、正常なかみ合わせとそうでない人との間で差が出たということです。

　さらに興味深いのは同じアメリカ矯正学会誌（2014年）に紹介されたブラジルの研究者の報告です。
　「矯正治療が新しい仕事の獲得に影響を与えるかどうか」という調査です。
　この調査では矯正治療前の患者のうち、さまざまな不正咬合がある男女8人の顔写真をデジタル技術で、それぞれ正常なかみ合わせで理想的な口元の写真に加工します（いずれも笑顔の写真です）。
　そしてこの2パターン（不正咬合の写真と加工して作った正常咬合の写真）×8人分の写真、計16枚をA、Bの2つのグループに分けました。
　各グループには不正咬合の顔写真と正常咬合の顔写真を同じ割合で混ぜました。それぞれのグループに同じ人物（正常咬合と不正咬合）の写真が一緒に入っていることはありません。
　そして、各グループ（A、B）のいずれかを経営管理の学位を持ち、企業で採用を担当する100人に42インチ（日本でいう43型テレビくらいの大きさ）のモニターを使い、1枚ずつ、順番に見

てもらいました。

　つまり、写真を見る人たちは大画面を前に正面の写真と向かい合う形で、企業の採用面接と同じようなスタイルになっているのです。この状態で一人の写真につき、40の質問に答えてもらい、評価する形でアンケートを実施しました（なお、代表的な評価項目に採用の可能性、誠実さ、知性、能率などがあります）。

　アンケートを分析した結果、正常咬合の人の写真は平均して、そうでない人の写真よりも「採用の可能性」と「知性」について評価が高いという結果でした。それだけ正常咬合の人は企業に採用されるチャンスが多く、新しい仕事を見つけやすいという見方ができるわけです。

　もちろん、実際の採用面接では外見以外にも表情や口調、話の内容などさまざまな要素が含まれます。見た目の印象がよくても、それだけでその人を判断できないことはすべての人が実感していることでしょう。

　一方で美しい歯並びやかみ合わせのお口があることは、外見になんらかのメリットがあることは間違いないといえます。

出典　『日本公衆衛生雑誌』55巻11号「歯列・咬合異常が高校生の心身の健康意識に及ぼす影響」井上さやか、田渕英一、今村知代、野口誠、古田勲　『アメリカ矯正歯科学会』「Malocclusions and perceptions of attractiveness, intelligence and personality and behavioral intentions」ジェイス・A・オルセン、マリタ・ロール・イングルハート　『アメリカ矯正歯科学会』「Do dental esthetics have any influence on finding a job?」マテウス・メロ・ピトン、キャロライン・カルヴァリョ・ナシメント、ジョージ・カイク・グヴェイア・バルボサ

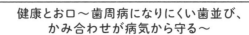

　食べたり、飲んだりする役割を担っているお口は身体にも深く影響を及ぼします。

　これを学術的に証明することは難しいといわれてきましたが、近年、研究が進み、お口とさまざまな病気との関わりがわかってきました。

　中でも明らかになってきたのは、歯周病がさまざまな身体の病気を悪化させる原因になることです。糖尿病、心筋梗塞、脳梗塞、関節リウマチ、慢性腎臓病、メタボリックシンドロームなどポピュラーな病気ばかりです。最近はアルツハイマー型認知症と関係があることもわかってきています。

　歯周病の原因は口の中にいる歯周病菌で、病気のもととなるのは食べかすに含まれる砂糖（糖質）です。食後の歯みがきをさぼってしまったり、みがき残しにより残った口の中の食べかすのうちの糖質に歯周病菌が集まり、ぬるぬるとしたプラーク（細菌の塊）をつくります。

　むし歯菌も同じように糖質をエサに集まってきますが、その繁殖場所は歯の白い部分（歯冠）です。ところが歯周病菌は空気を嫌う嫌気性菌であるため、歯ぐきやその奥に侵入し、セメ

ント質、歯根膜、歯槽骨といった見えない部分（歯周組織）を破壊します。

　最初のうちは歯ぐきだけに病巣がとどまっていますが、発症したことに気づかずに放置しておくと歯の土台となる歯槽骨まで溶けてしまい、最終的には歯が抜けてしまうのです。

　この歯周病は成人の7割以上が持っていることが明らかで、現在、歯を失う原因の第一位となっています。

　さて、歯周病になると歯ぐきが赤く腫れますが、それが全身に悪さを起こす引き金です。

　炎症の起こっているところからは毒性のあるさまざまな炎症性物質が生み出されていて、この炎症性物質が歯ぐきの血管から全身の血管をめぐり、それぞれの場所で問題を引き起こすのです。

　例えば歯周病菌の中には血管内皮細胞に侵入する能力を備えている菌がいることがわかっており、血管の中から歯周病菌が見つかったという報告がたくさんあります。そして動脈の病気の患者のほとんどが歯周病にかかっていたという報告があります。

　また、歯周病と身体の病気の関係で一番有名なのは糖尿病です。重度の歯周病があると糖尿病が悪化し、逆に糖尿病がある

と歯周病が悪化するというように双方向に悪影響を及ぼすことが知られています。

　例えば世界で最も高い頻度で2型糖尿病を発症する米国のアリゾナ州に住むピマ・インディアンという部族がいます。

　彼らを対象にした調査で、糖尿病群ではそうでない群に比べ、明らかに歯周病の有病率が高く、歯周病も進んでいるという結果が得られています。

　このため、最近では「歯周病は糖尿病の第六の合併症」とされており、医師も糖尿病の患者さんには歯周病の治療を勧めるほどです。

　一方、日本人の2型糖尿病患者を対象にした調査で、歯周病の治療（炎症を低下させるような抗菌療法）をすると過去1、2か月間の平均的な血糖の状態を反映する値である「HbA1c（ヘモグロビンエーワンシー)」が改善されることが明らかになりました。諸外国の調査でも同様の結果が得られています。

　また、若い女性に多い関節リウマチも糖尿病の場合と同じように歯周病と双方向に悪影響を及ぼします。関節リウマチの患者さんはそうでない人に比べて歯周病になりやすく、歯周ポケットの深さ（歯周病になるとできてくる。深いほど重症）や失う歯の本数も多いという研究結果が複数、報告されています。

　逆に、進行した歯周病の人は健康な人に比べ、関節リウマチ

になりやすいことがわかっています。

　このほか、近年は大腸がん、食道がん、すい臓がんなどのがんに歯周病が関わっているという研究報告も出てきています。

　「子どもに歯周病といわれても、ピンとこない」という方が多いようですが、統計では子どもにも歯周病は増えています。そして歯肉炎（歯ぐきに歯周病が起こる）は10代のお子さんにも比較的、多く見られます。

　そして、この歯周病は歯並びやかみ合わせが悪いと発症しやすいことも明らかです。

　これはむし歯と同じように歯が重なったりして歯ブラシが届きにくい部分が多いと、病気の原因となるプラーク（細菌の塊）がたまりやすくなるためです。

　歯周病の予防には日々の歯みがき（セルフケア）が一番大事ですが、プラークが付着しにくいきれいな歯並び、健康なかみ合わせの人は、より発症しにくいといえます。

　お子さんの将来のためにも、正しいブラッシング法を教えてあげるとともに、歯周病にならないように、歯並び、かみ合わせを整えてあげることが大切なのです。

出典　『ザ・ペリオドントロジー』沼部幸博、梅田誠、齋藤淳、山本松男（永末書店）　『続・日本人はこうして歯を失っていく』日本歯周病学会、日本臨床歯周病学会（朝日新聞出版）

寿命とお口～お口の機能が良好だと
健康長寿が実現できる～

　お口と寿命の研究は最も進んでいる分野の一つです。お口の機能を健康に保つことが「健康で長生き」の秘訣の一つであることは間違いありません。

　まず、「歯の本数が少ないほど死亡率が高くなる」という研究報告が知られており、世界各国から発表されています。

　いくつか例を挙げてみましょう。

　NIH（National Institutes of Health：アメリカ国立衛生研究所）が40～60代の健康な約3万人を歯の数の多いグループと少ないグループに分け、10～15年追跡した調査では歯の少ないグループのほうで13％死亡率が高いという結果が得られました。

　病気別では特に多いものとして上部消化器がん（喉頭がんから胃がん）35％、心筋梗塞などの心臓病28％、となっています。

　イギリスの大学生約1万2600人を対象に、57年後の死亡率を調べた調査では学生当時、失われている歯が4本以下のグループに比べ、9本以上喪失しているグループで、循環器系の病気による死亡率が35％高くなったと報告されています。

　さらにアメリカのCDC（Centers for Disease Control：アメリカ

疾病予防管理センター）の大規模調査（18歳以上の約4万人を16年間、追跡した調査）では、64歳以下の人のうち、まったく歯がないグループの死亡率が19％であったのに対し、それ以外のグループは10％だったと報告されています。

　日本の研究では「かむことと要介護」に関連した研究報告がたくさんみられます。結論からいうと、かむ力が高い人は要介護になるリスクが低いということがわかってきたのです。

　代表的な研究の一つがさまざまな分野の医師や歯科医師などが全国規模で実施している大規模調査「SONIC（高齢者長期縦断）研究」です。

「健康長寿の要因」と「高齢者の健康変化」について行うもので、調査は2010年から3年ごとに全国の高齢者を対象に行われています。

　このうち、大阪大学大学院歯学研究科の研究では健康長寿の要因として、「軽度の認知機能低下と咬合力（かむ力）との間に関連が見られた」と報告されています。

　実はこの調査では70歳のグループ（1000名）でかむ力の低い人の群で、ホウレン草やニンジンなどの緑黄色野菜や魚介類を食べる量が少なかったことも明らかにされています。

　また、かむ力の低下と歩行速度の低下にも関連が見られ、該当した人たちは筋肉をつくる栄養素として欠かせないたんぱく

質の摂取が低下していました。

　かみ合わせが悪い高齢者は転倒や骨折を起こす頻度が高かったという報告もあります。

　こうした結果から、健康で長生きをするためには、歯を失わないこととともに、かむ力を維持すること、そして若いときと同じように、野菜からお肉、お魚までなんでも食べることのできる健康なお口を維持することが最も大事といえるのではないでしょうか。

　一方、歯並びやかみ合わせが悪いとむし歯や歯周病になりやすく、若くても歯を失うリスクが高いことも事実です。

　日本人の寿命は世界でもトップレベルですが、お子さんたちが大人になる頃にはさらに寿命が伸び、「人生100年時代」になるともいわれています。

　大事なお子さんが年をとったとき、家族に囲まれて幸せな人生を送ってほしいと思いませんか？

　そんな願いは本書を参考に、お子さんの日々の生活習慣を工夫することで、実現可能となるでしょう。

出典　『日本静脈経腸栄養学会雑誌』31 巻 2 号「高齢者の口腔機能が栄養摂取に与える影響」池邉 一典
　　　『健康寿命延伸に寄与する老年歯科医療』櫻井薫、栂安秀樹、青木利美、池邉一典、金崎伸幸、佐藤裕二、八田昂大、渡邊裕（松風）

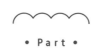

子どもたちのお口を守るために
歯科医師ができること

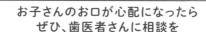

お子さんのお口が心配になったら
ぜひ、歯医者さんに相談を

　私たちの役割は、まず第一に、お子さんのお口全般に関する相談に応じることです。

　むし歯治療や歯並びの相談だけが歯医者の役割ではありません。

「食べ物の好き嫌いが多い」

「上手に食べることができない」

「おっぱいがなかなかやめられない」

「気になる発音がある」

　Part2のイラストに該当するようなお悩みです。

「こんなことを歯医者さんに聞いていいの?」と思うものもあるかもしれませんが、その答えは「YES」。なんでもご相談ください。

　食べること、飲むこと、発音することなど、お口に関わる機

能のすべてが歯科医師の守備範囲ということを覚えておいてください。

　なお、地域の歯科医師会で実施されている1歳6か月歯科健診（2歳児歯科健診）、3歳児歯科健診（4歳児歯科健診）でも歯科医師が相談にのっています。

　お子さんのお口を見せてもらい、診断をすることもできます。「口腔機能発達不全症」などの問題が見つかった場合は、一人ひとりに合わせた取り組みを行います。

　小さなお子さんの場合はPatt12で紹介するような矯正装置などは使わず、お口のトレーニング（体操・運動）やお口遊びを中心としたアプローチを行います。

　なお、お口の問題の原因には、疾患が関与している場合があります。

　例えば舌小帯（舌の裏側にある膜状の組織）の異常で舌の動きが制限されている場合は、舌小帯付着異常という状態ですので口腔外科医に依頼して「舌小帯切除術」を選択します。

　また、口呼吸の原因が扁桃腺肥大などの器質的問題であったり、重度の鼻閉による場合は、小児科や耳鼻咽喉科などの専門医との連携が必要となります。

　栄養面での専門的な指導、実際に食事をしてもらっての専門

● 舌小帯切除術 ●

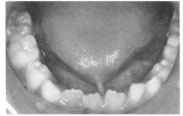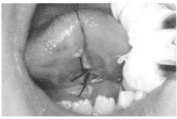

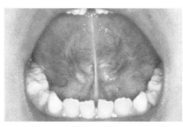

出典 『ザ・クインテッセンス』Vol.39 no.6「子どもたちの歯列と口腔機能を育てる歯科医療」島津貴咲、林亮助、吉田範子

的な食事指導が必要な場合は、管理栄養士や、嚥下造影検査・嚥下内視鏡検査ができる専門機関に紹介します。

　お子さんのお口の問題は、そのままにせず、成長期のうちに改善することが大切であり、その多くが成長の力を利用した治療でよくなります。

　私たちは「お口を育てる治療」と呼んでいます。この治療がうまくいくとその後、矯正治療が必要な場合でも負担の少ない治療が可能となります。

まずはおうちでのお口のトレーニング

　小さいお子さんのお口の問題に対して、いきなり装置を使ったりした治療は行いません。

　まずは、なにが原因でお口の問題が起こっているのか。その原因を考えます。

　多くの場合、幼少期からのお口のくせや生活習慣が関わっていますので、まずはおうちでできるお口のトレーニングや生活習慣の改善指導を行います。

　3〜5歳くらいのお子さんはあごの成長が著しく、トレーニングや生活習慣の改善による成果が一番よくあらわれる時期ですので、この時期に誤ったお口の習慣を改善することが大切です。

　早期にお口の機能の問題へのアプローチをしたことで不正咬合が改善した症例を紹介します。

| case 1　口腔機能の改善によって前歯の反対咬合が改善 |

　初診時は「お口ぽかん」の表情で口呼吸がありました。

　お口の機能をみると低位舌（舌が下がっている状態）で、赤ちゃんの飲み込み方（異常嚥下癖）が習慣化しています。

　このことにより唇を閉じる力が弱く（特に下唇）、下の前歯に舌が寄りかかり、常に下の前歯を前方に押しだすことが、前歯の反対咬合をつくりだしていました。

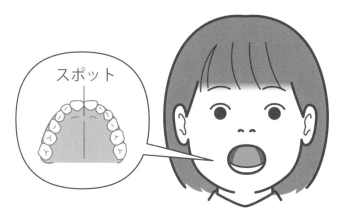

● プリンセス体操 ●

スポット

つまり、赤ちゃん型のお口の使い方の名残が強いということ
です。

そのため、この女児にはお口の使い方をお姉さんにするため
のアプローチが必要であることを伝えました。

しかしながら、3歳ではトレーニングの目的や意味を理解す
ることがまだ難しいため、お母さんやお父さんの協力を得て、
お口遊びの要素を取り入れた、アプローチを行うことにしまし
た。

・プリンセスのようにかわいくなるための、舌を上あごに付け
　るプリンセス体操

● お口の体操で反対咬合が改善 ●

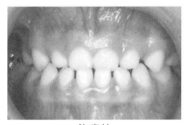

治療前

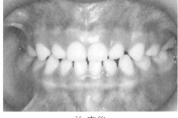

治療後

・舌で上あごをはじいて音を出す、ポッピング体操
・「あっかんべー」で舌を前におもいっきり伸ばす体操
・風船を膨らませることで唇の閉じる力を強化

　92、93ページで紹介したような、これらの遊びを取り入れた体操をすることで徐々にお口の力が強くなり、次第に前歯の反対咬合も改善しました。

診療室でのトレーニング

　このようにお口の機能の問題から前歯の歯並びの問題がある

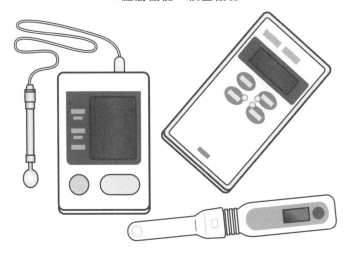

● 口腔筋機能の検査機器 ●

症例では、トレーニングによって正しい習慣を獲得すること
で、自然と改善する場合があります。

　5歳を過ぎてからは診療室でのお口のトレーニングを開始し
ます。専門的には「口腔筋機能療法（MFT）」と呼ばれています。

　内容はPart 9で紹介した生活習慣（口元がきれいになる子育て）
を、より専門的にしたものです。

　検査機器を使い、唇を閉じる力、かむ力、かむときのあごの
動きなど、お口全般の機能を数値化することで、トレーニング
前後でどのくらいお口の機能がよくなったかを評価することが
できます。

● 6か月間で不正咬合が改善 ●

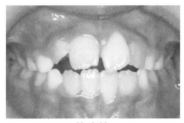

治療前

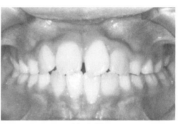

治療後

case 2　口腔機能トレーニングによって上顎前突と開咬が　　　　　改善した6歳の女児

　初診時は口呼吸が習慣化しているため、いつも「お口ぱかん」としており、食べ物を飲み込むときに舌が前に出てしまうくせがありました。

　唇を閉じる力を測定すると年齢の平均と比べて著しく低い状態でした。前歯は常に見えている状態で、わずかですが上下の前歯のすき間のある開咬という不正咬合でした。

　この女児は幼少期から、舌を前に突出するくせによって前歯が押されることで、不正咬合が生じていました。

　自分で歯並びを治したいという気持ちが強かったため、ト

レーニングの目的を理解し、積極的にトレーニングを行ってくれました。

トレーニングで不正咬合がよくなった他の患者さんのケースを写真で見せてあげると、よりモチベーションが高まります。

トレーニングを6か月続けた結果、口を閉じる力やかむ力が大きくアップし、徐々に不正咬合が改善しました（117ページ参照）。あごもすっきりし、お顔立ちもきれいになりました。

マウスピースを夜だけつける治療もある

お口のトレーニングは3 〜 12か月くらいの期間続けることで、個人差はありますが徐々に効果が出てきます。

トレーニング効果が出てきたところで、相乗効果を高めるために、マウスピース治療を取り入れることもあります。

マウスピースにはいくつかのタイプがありますが、いずれもお口にはめることでお口の周りの筋肉や舌の動きが正しい方向に誘導される機能を備えています。

間違った舌の位置や口呼吸のくせが治ることで、健康な歯並びやかみ合わせへの成長をサポートする働きが期待できます。

次のページの写真をご参考ください。

マウスピースは夜、寝ているときに装着します。「寝る子は育つ」とよくいわれますが、これは骨や筋肉を成長させるホル

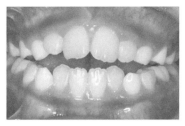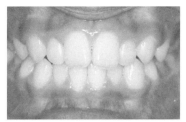
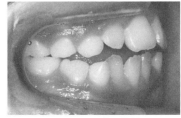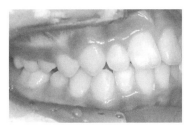

トレーニング開始前 6か月後

モン（成長ホルモン）は夜、深く眠っているときに分泌されるからです。

　あごも骨の一部ですので、就寝時マウスピースを使用することであごの成長を促す効果が期待できます。

　アメリカの研究では日中より夕方以降のほうが歯の動きがよく、矯正治療の効果が高かったことが報告されています。

　日中は矯正装置を使用せずに、話したり、笑ったり、食べたり、飲んだりすることでお口の筋肉をストレスなく使うことが大切であり、夜にマウスピースを使用することでより効率的にお口を育てていきます。

お口の成長をサポートするさまざまなマウスピース

❶ Infant幼児用トレーナー（オーティカ・インターナショナル）

口呼吸が習慣化している幼児に対して、マウスピースを装着し、唇を閉じることでお口の筋肉を鍛えながら、鼻呼吸に慣れてもらいます。

❷ プレオルソ（フォレスト・ワン）

口腔機能を整え、お口の中の悪いくせがもたらす歯並びへの影響を抑えて、あごの骨の成長を促し、歯並びを整えます。

❸ マルチファミリー（JM Ortho）

口腔機能の改善だけでなく、あごの骨の成長を促し、歯の位置や向きを整えます。

❹ ムーシールド（JM Ortho）

低位舌や異常な嚥下をコントロールすることで、上と下のあごの成長を整え、反対咬合を改善させます。

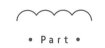

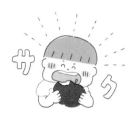

おロを育てる矯正治療

7歳くらいからあごの成長を促す予防型の矯正治療

　お口のトレーニングや口腔機能を改善するマウスピースによって、どんどん歯並びがよい状態に変化する場合もあります。

　しかしながら、トレーニングをしてもなかなかお口の悪いくせが治らない場合や、お口の機能が改善しても、歯並びの乱れが治まらない場合は、より積極的な矯正治療が必要となります。

　お子さんの矯正治療は乳歯と永久歯が混在する時期に行う「早期治療（第一期治療）」と永久歯が生え揃ってから行う「本格矯正（第二期治療）」に分けられます。

　何歳で行うのが適切かはお子さんのお口の状態や歯科医師の考え方によって異なりますが、私たちは「3歳を過ぎて反対咬合や開咬などの不正咬合が顕著な場合」「5〜6歳で乳歯の発育

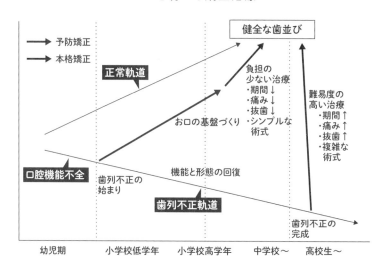

● お口を育てる矯正治療 ●

健全な歯並び

→ 予防矯正
→ 本格矯正

正常軌道

負担の
少ない治療
・期間↓
・痛み↓
・抜歯↓
・シンプルな
　術式

難易度の
高い治療
・期間↑
・痛み↑
・抜歯↑
・複雑な
　術式

お口の基盤づくり

口腔機能不全

歯列不正の
始まり

機能と形態の回復

歯列不正軌道

歯列不正の
完成

幼児期　　小学校低学年　　小学校高学年　　中学校〜　　高校生〜

空隙が足りないことにより永久歯萌出トラブルが予測される場合」「7〜8歳で将来の歯並びの問題が予測される場合」に、それを予防・抑制するような矯正治療を開始します。早期治療をスタートする際には、なにを目的に、どこをゴール（どのくらいまで良くすることを目標）にするのかをきちんと主治医と確認することを忘れないようにしましょう。

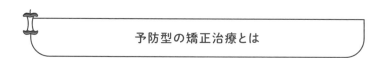

予防型の矯正治療とは

早期治療の目的や考え方は専門医でも意見が分かれますが、

私たちは**上あごの成長不全から発現する歯列不正や不正咬合は早期アプローチするべき**、と考えています。

　なぜならば、あごの成長の問題は後から取り戻すことができず、上あごが狭窄した口腔環境は口腔機能の問題を招きやすく、将来的に歯を失いやすい環境といえるからです。

　実際、子どもたちに見られる代表的な不正咬合である叢生（歯のでこぼこ）、上顎前突、反対咬合、開咬、過蓋咬合には口腔機能の問題と上あごの発育不全を伴っているケースが多くあります（58ページ参照）。

　上あごの成長は10歳頃までに終了しますので、逆算して7、8歳頃から狭窄した上あごを拡大することで健全な顎骨形態の獲得を目指します。

　成長期のうちに前歯の歯並びを改善し、上あごと下あごの成長を健全化することができれば、不正咬合を予防・抑制することが可能となります。

　一方、この時期に介入せずに永久歯が生え揃ってからスタートする従来の矯正治療では、あごの発育不全や歯の位置異常が顕著なため、負担の大きい矯正治療が強いられるだけでなく、治療後の安定が期待できない場合もあります。

　それ以上に、幼少期からの口腔機能の問題が放置されたことで、大切な身体の成長期に悪影響を及ぼす可能性があります。

永久歯が生え揃う時期から本格矯正治療へ

　あごの成長とお口の機能を正常化することでお口の基礎が整い、歯列不正の重症化を回避することができれば、お子さんへの負担の少ない本格矯正治療へ移行することができます。

　本格矯正治療とは健全な歯並びとかみ合わせを獲得することを目的とした治療です。

　このときに重要なポイントが永久歯を抜くか、抜かないかの選択です。

　永久歯の大きさ、永久歯の配列スペース、前歯の位置（出っ歯になっていないか）、12歳臼歯や親知らずの状態などから総合的に永久歯抜歯の必要性を判断します。

　仮に小学校高学年から本格矯正治療をスタートするとおおむね14歳くらいまでには歯並びが整います。

　思春期に入ると、子どもは親にあれこれ言われるのを嫌がるものです。

　歯をみがかなかったり、生活が乱れたり、部活などで来院が難しかったり、さまざまな要因が矯正治療を難しくさせてしまいます。

　そのため、思春期に入る前に歯並びの問題を改善することも大切だと考えております。

思春期は人と自分を比べはじめ、外見を気にする時期です。

だからこそ口元のコンプレックスで笑わないなどのお子さんは、早めにコンプレックスを解消してあげることが、「心の健康」のためにも大切です。**お口のコンプレックスは改善できるコンプレックスであることを知ってください。**

目立ちにくい「マウスピース」を使った矯正治療

本格矯正治療にはブラケットとワイヤーを使って歯を動かす矯正治療と取り外しのできるマウスピース型の矯正治療があり、症例によっては両者を併用する場合もあります。

取り外しができるマウスピース型の矯正装置には、口腔機能の低下や口腔環境の悪化を防ぎながら治療が行えるというメリットがあります。

どちらも技術のある歯科医師が行い、お子さんがきちんと治療を続けてくれれば必ず効果が得られますが、治療には必ずメリットとデメリットがありますので、主治医と相談の上、お子さんに一番合う方法を選びましょう

よい歯医者さんを選ぶポイント

お口のことでなにか不安があったら、まずはご家族、お友達

などに相談するとともに、歯科医院に足を運んでみることも一案だと思います。

「歯医者さんに行くと、すぐになにかしらの治療をされる」と警戒している方もまだまだ多いようですが、お口の機能や歯並びに関しては少なくともそういうことはないはずです。

・心配なことに対してきちんと聞いてくれる
・その原因や対策方法について丁寧に説明してくれる
・対処法や治療法をいくつか提案し、それぞれのメリット、デメリットを説明してくれる
・治療を急かさない

そういった先生を選ぶべきだと思います。

特に子どもの矯正治療は先生によって考え方が違いますので、できるだけご両親揃って先生の話を聞いてください（ご両親の歯並びも参考になります）。

疑問に思うことは質問をして、しっかりと納得した答えが返ってくるのか、お子さんとの相性をみることも、とても大切だと思います。逆に、いきなり「矯正装置を使いましょう。今やらなければダメです」など、患者さんを急かすような流れを感じたら、一度立ち止まって、セカンドオピニオンを取るなども検討したほうがよいかもしれません。

おわりに

　矯正治療を考える際には歯列不正や不正咬合の原因がどこにあるのかを考えることがとても大切です。

　多くの場合、それは幼少期からのお口の機能の問題と、あごの成長の問題にあります。

　しかしながら、これまでの矯正治療はその原因に注目することなく、永久歯が生え揃う、思春期から治療をスタートするという考えが主流であったといってよいでしょう。

矯正医として思うこと

　しかし、小児期のお口の機能の問題が、脳や身体の発育に及ぼす影響は成人とは比べものにならないほど大きく、永久歯が生え揃ってからの治療では、成長期に見過ごされた発育障害を取り戻すことは困難です。

　このため、親御さんや医療従事者が正しい知識を持ち、成長期の問題に気づく目を持つことが大切です。

　そして、幼少期から正しいお口の習慣を身につけ、発育を正常化できれば、防げる不正咬合は多くあると思います。

「矯正」から「育成」へ

　子どもの矯正治療は口腔内の環境づくりであり、歯が並びやすい土台を整えることが主体であることから、「矯正」ではなく、むしろ、お口の「育成（育てて立派にすること）」という言葉のほうがしっくりくるように思います。

　「お口の育成」のカギは**お口に関する正しい知識を持つことです**。

　そのため、私の診療では毎回「お口の成長」について、親御さんに知ってもらう時間と位置づけており、もしかすると診療する時間よりもお話ししている時間のほうが長いかもしれません（笑）。

　私の話を受け止めてもらい、親御さんの気持ちにスイッチが入ることで、日々の生活習慣が変わり、お子さんのお口の問題や歯並びの問題が解決するという、素晴らしい経験をたくさんしてきました。

　そのような経験から、多くの人にお口の正しい知識を伝えるべきだと思い、この本を執筆させていただきました。

　大事なことはご家庭にあり、日々の子育ての中でできることがたくさんあります。

　つまり、今すぐにスタートできます。

とはいえ、あまり完璧主義にならず、できることを無理なく
進めていただけると幸いです。

2021年7月

歯学博士・日本矯正歯科学会認定医　林　亮助

本書の印税は孤児、ひとり親を支援する団体に寄付させていただきます。

子育ての基本 お口を育てよう！

2021年9月30日　初版第1刷

著　者────────中村武仁・林亮助
発行者────────松島一樹
発行所────────現代書林

〒162-0053　東京都新宿区原町3-61　桂ビル
TEL／代表　03（3205）8384
振替 00140-7-42905
http://www.gendaishorin.co.jp/

ブックデザイン────西垂水敦、市川さつき（krran）
イラスト────────高村あゆみ・宮下やすこ

印刷・製本　㈱シナノパブリッシングプレス　　　定価はカバーに
乱丁・落丁本はお取り替えいたします。　　　　　表示してあります。

ISBN978-4-7745-1873-2 C0037